El don de las personas sensibles

NICOLETTA TRAVAINI

El don de las personas sensibles

Guía práctica para convertir la hipersensibilidad en nuestro centro de equilibrio

EDICIONES OBELISCO

Colección Psicología
El don de las personas sensibles
Nicoletta Travaini

1.ª edición: febrero de 2020

Título original: *Il dono delle persone sensibili*

Traducción: *Manuel Manzano*
Maquetación: *Marga Benavides*
Corrección: *M.ª Ángeles Olivera*
Diseño de cubierta: *Enrique Iborra*

Edita: Ediciones Obelisco, S. L.
Collita, 23-25 Pol. Ind. Molí de la Bastida
08191 Rubí - Barcelona - España
Tel. 93 309 85 25 - Fax 93 309 85 23
E-mail: info@edicionesobelisco.com

ISBN: 978-84-9111-552-6
Depósito Legal: B-241-2020

Impreso en España en los talleres gráficos de Romanyà/Valls, S. A.
Verdaguer, 1 - 08786 Capellades (Barcelona)

Printed in Spain

Pero ¿qué eres, en esencia?
Algo que a veces se desgarra.
Y a veces da luz…

ALDA MERINI

Florecer es el fin.
Ser una flor es una gran responsabilidad.

EMILY DICKINSON

Creemos un lenguaje común

De acuerdo, vamos a hacer la prueba de sonido, como antes de un concierto: se afinan los instrumentos, se verifican los volúmenes, se prueba el micrófono. Todo para crear un equilibrio entre los sonidos, una armonía formada por la integración de diferentes instrumentos en una especie de espacio común. Ya está. Antes de comenzar este libro, me gustaría hacer contigo, lector altamente sensible o no, lo mismo.

Quiero crear una base común en los términos que usaré en el libro para que podamos compartir un lenguaje coherente y consciente que nos permita entendernos unos a otros. En artículos científicos y textos específicos, así como en páginas web y blogs, se utilizan muchas expresiones para identificar el tema que nos concierne:

- Sensibilidad.
- Alta sensibilidad.
- Hipersensibilidad.
- Personas altamente sensibles / PAS.
- Personas que son demasiado sensibles.
- *Sensitive Trait of Personality.*[1]
- *Sensitive People / HSP.*[2]
- *Highly Sensitive Person / HSP.*[3]

---

1. Rasgo de personalidad sensible. *(N. del T.)*
2. Persona sensible. *(N. del T.)*
3. Persona altamente sensible. *(N. del T.)*

- Hipereficiencia mental.
- Personas con alto potencial.

En este libro usaré voluntariamente algunos términos alternativos a modo de sinónimos por una cuestión de simplicidad y para dejar espacio a contenidos más profundos que la etiqueta lingüística.

Hablar de sensibilidad simple no es exhaustivo.

Decir «demasiado sensible» lleva a la mente a preguntarse de inmediato: «¿Demasiado según qué estándar?».

La expresión *Highly Sensitive Person,*[4] acuñada por el doctor Aron, es, ciertamente, muy adecuada, y veremos que tampoco nace de la nada, sino que procede de otra expresión («sujetos altamente reactivos»), surgida de varias investigaciones científicas. Pero usar los términos en inglés con demasiada frecuencia no me parece correcto, porque una de las intenciones de mi trabajo es centrar este tema en la realidad italiana específica, y escribir «personas altamente sensibles» en cada frase sería un poco redundante... Por otro lado, recurrir siempre a las siglas HSP o PAS convertiría el trabajo en algo demasiado árido.

Por último, sé que elegir el término «hipersensible» nos llevaría a pensar que existe un exceso de funcionamiento, frente a un hipofuncionamiento, pero debido a mi experiencia y tras escuchar en mis sesiones cómo se definen las propias personas que tienen esta característica, puedo decir que en Italia «hipersensible» podría ser el término que más se acerca, en este momento, al núcleo de los rasgos de los que estamos hablando.

En última instancia, diría, querido lector, que aceptar la alternativa y el uso libre de estos términos es la mejor solución, a pesar de saber que dentro de cada uno hay una riqueza y una complejidad tales que constituyen precisamente aquello de lo que vamos a hablar.

De la misma manera, debemos encontrar el modo de llamar a las personas que no poseen este rasgo de la personalidad.

---

4. Persona altamente sensible. *(N. del T.)*

De nuevo, usar la expresión «personas no altamente sensibles» no me parece adecuado, y tampoco parece realista hablar de «sujetos absolutamente no sensibles».

Según las estadísticas, aunque los datos cambian de acuerdo a diferentes variables, una de cada cinco personas es «altamente sensible», tres son «normosensibles» y están distribuidas en una escala de continuidad, y una de cada cinco sería «no sensible», es decir, manifestaría alguna forma de dificultad en la afectividad y la competencia empática, un déficit, de hecho, de sensibilidad.

Para ser claros, por lo general usaré el término «normosensibles», aunque no muy feliz, para hablar de todos aquellos que no poseen rasgos de alta sensibilidad.

Después de quince años de actividad como psicóloga y psicoterapeuta, y después de cuarenta años como persona altamente sensible, soy del todo consciente de los sutiles matices presentes en estas diferentes expresiones. Pero mi elección ha sido tratar de compartir mi experiencia clínica y profesional, y no me interesa aquí discutir tanto cómo deberíamos llamarnos como por qué sentimos lo que sentimos y qué podemos hacer para sentirnos por completo felices con nuestra sensibilidad en un mundo como el de hoy, que no es precisamente muy sensible.

En los últimos años se han escrito varios libros sobre adultos altamente sensibles, pero ninguno proviene de la experiencia italiana. Agradezco a todos los autores sus aportaciones. Ahora sabemos lo que es la alta sensibilidad y sabemos cómo reconocernos.

Es hora de abandonar la posición pasiva y resignada que teníamos con respecto a ser PAS.

Es hora de asumir toda la responsabilidad, las cargas, pero también los numerosos honores.

Ser altamente sensible es un don: un regalo para nosotros mismos, que tenemos características fuera de lo común; un regalo para las personas que nos rodean y para los entornos a los que asistimos, porque somos portadores de puntos de vista, ideas, habilidades cognitivas y emocionales que son buenas para los demás. Y esto es cierto tanto en el ámbito relacional, en la familia, en la pareja, con los amigos, como a un nivel social más amplio, en el trabajo, en la comunidad, en las organizaciones.

Ciertamente, es un don que hemos recibido sin pedirlo, y debemos aprender a conocerlo y a administrarlo de un modo adecuado, como sucede con todo tesoro valioso.

No tiene sentido pedir a los demás que respeten nuestra sensibilidad si primero cuestionamos su valor. Es hora de aprender cómo mejorar esta función en nuestras vidas. Y, para ello, tenemos que trabajar en nosotros mismos.

Este texto está pensado como un primer paso, un soporte, un manual práctico, un cuaderno de ejercicios con ejercicios que se realizarán a diario. Para dejar de pensar en nosotros mismos como sensibles, pero «desfavorecidos», y, en cambio, aprender a ser sensibles y felices.

A quién va dirigido este libro

Pensé en este libro para dar a conocer el tema de la hipersensibilidad al público en general y porque faltaba un texto nacido de la experiencia italiana sobre este tema.

El objetivo que me gustaría alcanzar no es solamente ayudar a cada vez más personas a reconocerse como altamente sensibles, sino, sobre todo, a proporcionar una serie de ideas y herramientas para aprender a manejar esta calidad preciosa y compleja, y a vivir con plenitud y con alegría.

Por lo tanto, hago un llamamiento a aquellos que ya saben que son HSP o que tienen la clara sensación de que tienen esta característica, pero también a aquellos que sienten que simplemente tienen una mayor sensibilidad que la media o buscan respuestas a sus sentimientos siempre diferentes a los de los demás.

Pero éste también es un texto para personas que no son HSP, y que desean conocer y comprender este mundo.

Si quieres realizar la prueba de autoevaluación y averiguar si eres un PAS, puedes encontrar ayuda en la página web www.ipersensibili.com en la sección «Prueba», pero recuerda que el cuestionario tiene un propósito cognitivo y no sustituye la evaluación del apoyo experto.

Y ahora... ¡feliz lectura!

Para comenzar... ésta es mi historia

Hay dos prejuicios implícitos en la palabra «sensible» que distorsionan su significado y que para mí están relacionados con las heridas más difíciles de manejar como PAS:

- Si eres sensible, eres débil.
- Si eres sensible, eres raro.

A menudo, cuando era niña me sentía vulnerable, estaba enferma o me sentía fácilmente abrumada por la hiperestimulación y me cansaba antes que los demás niños. Vivía visceralmente cada emoción, rechazaba los juegos violentos, los deportes competitivos, a las aglomeraciones de gente, las actividades arriesgadas. Prefería jugar sola o con una sola amiga, o bien leer o dibujar.

Al mismo tiempo, sin embargo, en mi interior me sentía muy fuerte y llena de energía: ya desde la guardería me dieron los papeles principales en los espectáculos, los más complejos, y me gustaba mucho involucrarme en ellos. Estaba llena de iniciativas con mis amigas a las que amaba, proactivas y protectoras, y en las fiestas familiares a menudo era la niña que cantaba o se subía a la mesa para recitar poemas o jugaba con mi «tío Pep» (también PAS, sin saberlo), quien implicaba a todos los adultos en sus juegos.

Cuando tenía vacaciones en primaria, en las tardes de verano, durante horas, disfrutaba del crepúsculo: todavía recuerdo que me sentaba en los escalones del jardín mientras mis padres recogían la mesa, y sentía una profunda alegría en el vientre, una sensación de conexión con el todo. Seguía el vuelo de las golondrinas entre los tejados, la luz que cambiaba de dorada a rosa y violeta, los ruidos de las casas vecinas, el olor de la tierra después del calor del día, las primeras estrellas que palpitaban en el cielo azul de la tarde.

Tenía una gran necesidad de proximidad física y de contacto, pero si me sentía cómoda me convertía en la líder del grupo.

Incluso cuando era niña tenía un lenguaje emocional muy preciso y hacía preguntas sobre el significado profundo de las cosas.

El domingo por la noche a menudo le decía a mi madre «Estoy triste», cuando mi sensibilidad anticipaba el lunes por la mañana con los ritmos del deber y la distancia de la intimidad familiar. O explicaba las emociones latentes en los lugares a los que íbamos, como «Esa señora estaba enojada contigo… ¿por qué?». A menudo veo en las miradas de los adultos que me rodean una mezcla de asombro, duda y temor, y en sus caras leo algo como «¿Pero ésta de dónde sale?». O «¿Y ahora qué le digo?».

En muchas ocasiones el camino más corto para ellos era la simplificación, la negación o la proyección:

- Ir a la escuela y al trabajo es normal.
- No, no tienes que estar triste.
- Te lo has inventado, solamente tú lo has visto, es sólo una ocurrencia tuya.

Así, durante muchos años, el sentimiento de que era más frágil que los demás, de que era rara, y de alguna manera «demasiado difícil de manejar», ha coexistido dentro de mí con la sensación de que veía claro, de que tenía una capacidad de percepción aguda y muchas cosas que expresar y dar. Con el resultado de una gran lucha interior. De esta manera, desarrollé dos partes: una adaptada, que para ser aceptada y no juzgada se esforzó en ser fuerte, eficiente, capaz y, por desgracia, se endureció; y otra parte tierna y sensible, muy dulce, debajo de la piel. Un poco como el cangrejo, que tal vez no es casual que sea el símbolo de mi signo zodiacal, muy suave por dentro y con la armadura y las pinzas por fuera.

Incluso hoy en día, que soy adulta, muchas personas confunden la piel con la pulpa, y es difícil como PAS no disgustarme. Porque he trabajado mucho en mí misma para crear armonía entre el interior y el exterior y entre todas las cualidades a veces contradictorias que me caracterizan como una persona sensible.

- Sí, soy sensible. Y también soy fuerte.
- Soy introspectiva. Y extrovertida.
- Amo la soledad. Y soy expansiva.
- Soy frágil. E intensa.
- Me siento humilde. Y sé cuánto valgo.
- Soy reservada. Y a veces explosiva.
- Soy delicada. Y determinada.
- Me lastimo fácilmente y me caigo. Y tengo una gran capacidad de recuperación para levantarme cada vez.

Me invade una idea romántica de la vida que no siempre facilita mi encuentro con la realidad. Siento profundamente la injusticia y me convierto en una leona cuando siento que mis derechos y los de quien amo o de los seres humanos en general son invadidos. A veces siento dolor físico cuando una emoción es fuerte, ya sea bella o fea. Si presencio el éxito de alguien, me conmueve la alegría y la empatía; pero, también, si soy testigo del dolor de alguien, no puedo evitar llorar. Lo siento todo, y lo siento siempre. Me importa mucho el significado de las palabras, porque éstas son semillas para nuestros cerebros, que generan pensamientos buenos como frutas maduras, o malos como las malas hierbas.

Todos estos aspectos a veces complican mi vida y mis relaciones, pero también las llenan de una riqueza incomparable: debemos saberlo nosotros, pero también las personas que eligen tenernos en su mundo.

Soportar la complejidad de las personas altamente sensibles no es fácil para quienes no lo son. Y a veces ni siquiera para nosotros.

En secundaria y en la universidad nadie me habló nunca de la alta sensibilidad, y en ningún texto encontré explicaciones. Y yo iba a tientas, lastimándome a menudo y sin comprender el origen de mis reacciones. Sólo sabía con certeza que, con algunas personas, pocas, y en ciertos círculos, me abría como una flor al sol y emergía todo mi rico mundo. Con las demás personas, con la mayoría de ellas, y en muchos ambientes, desaparecía, me aislaba mentalmente, o incluso salía sólo una pequeña parte de mí y, a veces, la peor.

Durante mi especialización en psicoterapia, a los 26 años de edad, asistí a un seminario en el Instituto Jung en Zúrich, momento en que algo cambió. Mis colegas y yo pudimos visitar la casa privada de Jung en el lago Bollingen gracias a un afortunado cúmulo de sincronicidades. Y allí, contemplando el encantador lugar que eligió, inmerso en la naturaleza más incontaminada, donde estaba la casa que construyó él mismo con sus propias manos a lo largo de muchos años, allí, entre sus pinturas, sus escritos y sus esculturas, me di cuenta de que probablemente también él era una PAS.

Y así comencé a estudiar por mí misma sus escritos sobre la sensibilidad y sus investigaciones, hasta que, años más tarde, llegué a los estudios de Aron.

Luego, a los 30 años de edad, tuve que enfrentarme a una enfermedad grave, repentina, inesperada y cruel. Y entonces, durante aquel difícil momento de mi existencia, fue cuando obtuve la confirmación clara y firme de que mi sensibilidad era, y es, una fuerza poderosa, lejos de ser una debilidad.

Cuando las PAS trabajan conmigo y reconocen su rasgo, al principio, todas me hablan de la sensación de que se sienten finalmente reconocidas, y hablan de una renovada esperanza y de la confianza de poder encontrar un equilibrio en el mundo. Y eso mismo es lo que sentí yo cuando por primera vez reconocí en mí esta característica.

Por supuesto, a veces todavía me siento incomprendida, herida por algo que para los demás no es nada, o abrumada por las situaciones. Pero ocurre cada vez más en raras ocasiones porque he aprendido a gestionar y a valorar mejor la sensibilidad. Y he aprendido que sentirme vulnerable sólo me hace más humana, profundamente humana, y que ocurren cosas muy especiales cuando estoy en ese estado, como sentirme en paz, en conexión con otros seres humanos. Diría que, gracias a la sensibilidad, he aprendido a amarme por completo.

Hice de la hipersensibilidad una de mis especializaciones porque me gustaría ayudar a las personas a vivir esta característica de manera natural, a sentir esa sensación de pertenencia y de «normalidad» que no he sentido durante mucho tiempo.

De todo ello proviene este libro, después de años de práctica y de estudio sobre la alta sensibilidad. Tengo que ser sincera: como una verdadera PAS, habría continuado mi trabajo con los HSP y mis cursos como lo he hecho durante años, sin exponerme tanto. Pero los seres queridos que tengo a mi alrededor, los amigos, los pacientes, PAS y no PAS, me impulsaron a hacerlo.

Durante la escritura del libro a menudo caí presa de la hiperactivación mental: después de escribir durante horas sentía que mi cabeza daba vueltas literalmente, me detenía, pero permanecía como una burbuja durante unas horas. Así que practicaba deportes, caminaba con mi perro, estaba con mis seres queridos, solía cocinar, para volver a arraigarme en la experiencia de estar completa, mente y cuerpo juntos, y dar tiempo para que la energía retornara al equilibrio. A veces, la creatividad me despertaba en mitad de la noche: brillante y alegre como un grillo, mientras el mundo descansaba, y no podía volver a dormirme si no me levantaba primero para escribir algunas notas.

Para mí es un honor y un privilegio poder compartir mis habilidades sobre este tema y lo que he estudiado, experimentado, descubierto y verificado en todos estos años de práctica sobre mí misma como hipersensible y con las PAS que vienen a mi estudio.

Realmente espero que este trabajo pueda resultar útil para muchas personas.

Con amor.

Es hora
de que lo sepas:
no eres raro,
eres especial

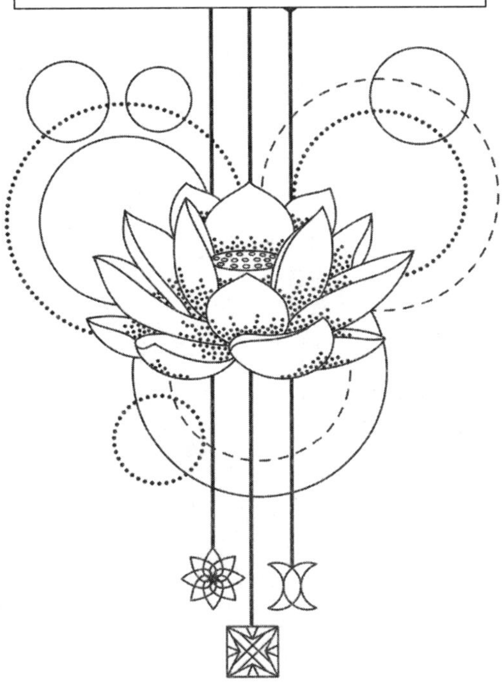

Colorea tu flor sensible

Re-conocerse para conocerse

Sentémonos y disfrutemos de un cuento de hadas, como cuando éramos niños.

El verano había comenzado, los campos agitaban sus espigas doradas mientras el heno cortado perfumaba el campo.

En un lugar apartado, oculto por espesos arbustos cerca de un pequeño lago, mamá pata había comenzado a incubar sus huevos [...].

Finalmente, una tras otra, las cáscaras crujieron y dejaron salir a unos preciosos patitos amarillos.

—¡Pío! ¡Pío! ¡Pío! –exclamaban los recién nacidos–. ¡El mundo es genial y vivir es algo precioso!

[...] Cuando se acercó, notó que el huevo más grande aún no se había abierto y se asombró. Luego comenzó a incubarlo de nuevo con aire contrariado.

—¡Buenos días! ¿Cómo estás? –le preguntó una pata vieja y curiosa que había venido a visitarla en ese momento.

—La cáscara de este gran huevo no quiere abrirse, pero mira a los demás pequeñines, ¿no crees que son maravillosos?

—Déjame ver ese huevo –dijo la vieja pata como respuesta–. ¡Ah, vaya! ¡Parece un huevo de pavo! Yo también tuve esta sorpresa hace algún tiempo: lo que había confundido con un patito era en realidad un pavo y por esa razón nunca quería meterse en el agua. Este huevo es ciertamente un huevo de pavo. ¡Déjalo y dedícate a enseñar a nadar a los otros patitos!

—¡Oh! ¡Por un día más no me importa! Todavía puedo incubar un poco más –respondió la pata muy decidida.

—¡Eres la pata más terca que conozco! –murmuró entonces la vieja pata.

Finalmente, el huevo grande se abrió y de él salió un patito bastante feo, todo gris.

—¡Será un pavo! –se preocupó la pata–. ¡Bah! ¡Lo sabré mañana!

Al día siguiente, la pata llevó a su pequeña familia a un arroyo cercano y se metió en el agua: todos los patitos, incluido el feo y gris, la siguieron.

—Me siento más aliviada –suspiró la pata–, ¡al menos no es un pavo! Ahora, vamos, niños, os presentaré a vuestros primos.

El pequeño grupo se dirigió al estanque y los patitos saludaron a los otros patos.

—¡Oh! ¡Mirad, los recién llegados! ¡Como si no fuésemos ya muchos! ¡Y no queremos a ese patito gris! –dijo un pato grande, picando al pobrecito en el cuello.

—¡No le hagas daño! –gritó la madre furiosa.

—¡Es tan grande y feo que entran ganas de maltratarlo! –añadió el pato grande con un tono burlón.

—Es una verdadera lástima que sea tan desgarbado, porque los demás son todos adorables –repuso la vieja pata, que había ido a ver a la prole.

—Ahora no es hermoso, pero puede que, a medida que crezca, cambie, y además tiene muy buen carácter y nada mucho mejor que sus hermanos –aseguró la madre–. La belleza, para un macho, no importa –concluyó, y lo acarició con su pico–: ¡Id, pequeños míos, divertíos y nadad a gusto!

Sin embargo, a partir de ese día, el patito tenía que soportar las burlas de todos los animales del corral: las gallinas y los patos lo empujaban, mientras que el pavo extendía sus plumas y lo asustaba. En los días posteriores, las cosas empeoraron: el granjero le dio una patada y sus hermanos no dejaron pasar la oportunidad de burlarse de él y maltratarlo.

El patito era muy infeliz. Un día, cansado de la situación, escapó por debajo del seto. Los pájaros, al verlo, se refugiaron en los arbustos. «¡Soy tan feo que los asusto!», pensó el patito. Continuó su camino y se refugió, exhausto, en un pantano habitado por patos silvestres que accedieron a dejarle un lugar entre las cañas. Hacia la tarde llegaron dos gansos salvajes que maltrataron al pobre patito ya tan desafortunado. De repente, varios disparos resonaron en el cielo y... ¡los dos gansos cayeron muertos al agua! Los cazadores, apostados alrededor del pantano, continuaron disparando. Entonces sus perros cruzaron los juncos y las cañas. Al caer la noche, el ruido cesó. El patito feo aprovechó la oportunidad para escapar lo más rápido posible. Cruzó campos y prados mientras una violenta tormenta llegaba a su apogeo. Después de unas horas de marcha, llegó a una choza cuya puerta estaba abierta. El patito se deslizó dentro: era el hogar de una anciana que vivía con un gato y un pollo. Al ver al patito, el gato comenzó a maullar y la gallina a cacarear, tanto, que la anciana, que tenía mala vista, exclamó:

—¡Oh, una magnífica pata! ¡Qué belleza, y también me dará huevos! ¡Vaya, siempre que no sea un pato! Bueno, ya veremos, vamos a esperar un poco.

La anciana esperó tres largas semanas... ¡pero los huevos no llegaron y comenzó a preguntarse si era realmente una pata! Un día, el gato y la gallina, que dictaban la ley en la casucha, interrogaron al patito:

—¿Puedes poner huevos? –preguntó la gallina.

—No... –respondió el patito un poco asombrado.

—¿Puedes dar volteretas? –preguntó el gato.

—¡No, nunca aprendí a hacerlo! –respondió el patito cada vez más sorprendido.

—¡Entonces siéntate en un rincón y no te muevas más! –ordenaron los dos animales con malicia.

De repente, un rayo de sol y un soplo de brisa entraron por la puerta. El patito tuvo inmediatamente un gran deseo de nadar y huyó de aquellos animales sorprendidos y malvados.

El otoño estaba a punto de hacer su aparición, las hojas se pusieron rojas y luego cayeron. Una noche, el patito vio algunas hermosas aves blancas de cuello largo volando hacia países cálidos. Las miró durante mucho tiempo, girando como una peonza en el arroyo para verlas mejor. ¡Eran cisnes! ¡Cómo los envidiaba!

El invierno llegó frío y penetrante. Todos los días, el patito hacía algunos ejercicios a contracorriente para entrar en calor. Una noche tuvo que sacudir sus patitas con mucha fuerza para que el agua que lo rodeaba no se las congelase, pero el hielo se formaba en cuestión de segundos... hasta que, exhausto y helado, se desmayó.

Al día siguiente, un granjero lo encontró casi sin vida, rompió el hielo a su alrededor y se lo llevó a sus hijos, que lo rodearon para jugar con él. Por desgracia, el pobrecito se asustó mucho y cayó primero en una lata de leche y luego en una caja de harina. Finalmente logró salir y tomó el vuelo, perseguido por la esposa del granjero.

Una vez más, el patito feo huyó lejos para refugiarse, agotado, en un agujero en la nieve. El invierno fue largo y sus sufrimientos fueron muy grandes... pero un día las alondras comenzaron a cantar y el sol calentó la tierra: ¡la primavera finalmente había llegado de nuevo!

El patito notó que batía las alas mucho más vigorosamente y que también estaban tan fuertes como para llevarlo lejos de allí. Así que se fue a buscar nuevos lugares y aterrizó en un prado florido. Un majestuoso sauce bañaba sus ramas en el agua de un estanque donde tres cisnes nadaban con gracilidad.

¡Conocía bien a aquellas maravillosas aves! El patito se lanzó desesperadamente hacia ellas gritando:

—¡Matadme, no soy digno de vosotras!

De repente se fijó en su reflejo en el agua. ¡Qué sorpresa! ¡Qué felicidad! No podía creerlo: ya no era un patito gris... se había convertido en un cisne: ¡como ellos!

Los tres cisnes se acercaron y lo acariciaron con sus picos, dándole la bienvenida, mientras que algunos niños alrededor del estanque loaban en voz alta su belleza y su elegancia.

Se tapó la cabeza con las alas, casi avergonzado de tantos cumplidos y tanta suerte: el que había sido un patito feo durante tanto tiempo finalmente era feliz y admirado.

Fragmento extraído de
El patito feo, de Hans Christian Andersen[5]

Esta fábula me parece una buena metáfora del camino que muchos hipersensibles hacen para reconocerse a sí mismos como tales. Sin los victimismos inútiles, esta historia sigue muchos de los pasos que debemos seguir, si no tenemos la suerte de ser bienvenidos en los primeros años de vida por un entorno cuidadoso y sensible.

Ser diferentes. Éste es el primer punto. ¿Pero diferentes de qué? ¿Diferentes de quién? ¿Estamos sujetos a una comparación basada en ciertos criterios? ¿Establecidos de qué manera? En el cuento se entiende bien que la mayoría es la norma: y ése fue el error que muchos de nosotros creímos. Se nos obliga a ser como los demás sólo porque los otros son más numerosos. Está claro que como niños no tenemos las herramientas para reconocernos: son los adultos que nos cuidan quienes deben proporcionarnos una clave para comprendernos a nosotros mismos y darnos las palabras y las herramientas para entender el mundo. Recordemos que somos alrededor del 20 % de la población, es decir, somos una «excepción». Así que, si queremos sentirnos raros... ¡sintámonos excepcionales!

Es bueno saber finalmente que soy normal...

Ser invisibles. El patito no se ve tal como es, porque sólo se mira por lo que no es. Éste es el drama de ser invisible: si no eres lo que espero, no te veo. O te adaptas, volviéndote visible a mis ojos, o no existes. Es un sentimiento familiar, ¿no?

---

5. Texto extraído de letturegiovani.it. *(N. de la A.)*

Construir un falso yo. Al ser altamente sociables, los seres humanos tenemos una necesidad vital de ser bienvenidos, de pertenecer a un grupo para construir poco a poco nuestra identidad. Pero para el patito es difícil: no es bueno para algo, o no es suficiente para eso otro, o es demasiado para lo demás allá. La única opción que tiene es ser quien no es, ser como los demás quieren que sea.

Aquí comienza la construcción del falso yo, una máscara que nos ponemos para ser aceptados y amados, porque necesitamos reconocimiento para crecer. Pero los costes de este proceso son muy altos. En primer lugar, invertimos y desperdiciamos una enorme cantidad de energía para mantener esa máscara, construirla sin grietas y comprobar que todo va bien y, por lo tanto, nos queda poca energía, vital y psíquica, para el cuidado de nosotros mismos. El otro problema es que esa máscara se adhiere a la piel hasta que entra en la identidad profunda, para que nos la creamos a pie juntillas y olvidemos quiénes somos realmente. Así, el camino para volver a casa se hace cada vez más difícil.

Siempre he tratado de ser como los demás y ahora entiendo que he malgastado mucho tiempo porque no soy como el resto.

Vagar. Como el patito, también vagamos por todas partes en busca de alguien que finalmente nos diga quiénes somos y nos haga sentir en paz. ¿Tendré el carácter introvertido? ¿Habré sido un bebé prematuro? ¿Tal vez tengo un problema físico que justifica todo esto? Voy a hacer un retiro en el Himalaya que me ayudará a descubrir mi verdadero ser. He decidido unirme a este o a aquel grupo. Y así sucesivamente. En algún momento, agotados, todo lo que necesitamos es una etiqueta, cualquiera que pueda hacernos formar parte de algo, incluso una etiqueta patológica: estoy deprimido, sufro de ansiedad, soy neurótico...

La necesidad de pertenecer, en la escala de necesidades primarias de Maslow (*véase* figura inferior), ya está en tercer lugar, justo después de las necesidades primarias (comer, beber, dormir...) y las de seguridad (saber que tu vida no corre peligro, tener un techo sobre tu cabeza…), y antes de la necesidad de estima y de la realización personal. Significa que si no sé de quién soy ni de dónde vengo, casi no puedo ir a ninguna parte y construir mi felicidad.

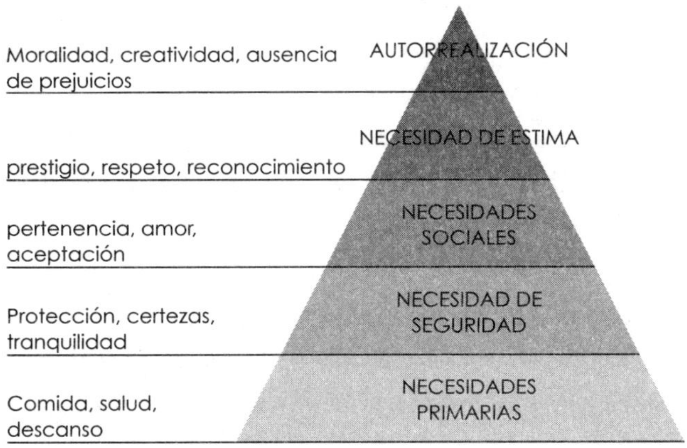

La depresión y el aislamiento. Éstas son las consecuencias directas. El patito, convencido de que es muy feo e inadecuado, comienza a esconderse, a huir, a vivir alejado de la mirada de los demás, a preferir la soledad. Es el invierno interior, el letargo del alma, a lo que el patito y cada uno de nosotros debemos enfrentarnos, solos, dejando tiempo para que las cosas evolucionen. Y, de hecho, es precisamente de este aislamiento de donde nace una nueva fuerza: las alas se vuelven grandes y poderosas, y en la primavera el patito siente que puede conseguirlo.

El instinto impulsor. Como en el patito, también hay un instinto en nosotros que grita nuestra verdad y que nos impulsa, una y otra vez, a avanzar, a intentarlo de nuevo, a buscar un hogar en otro lugar. No debemos olvidarnos de esta parte instintiva, propiamente animal, que permanece en nuestro interior, y debemos confiar en ella cuando nos parezca que no tenemos salida.

A pesar de que no entendía lo que era diferente dentro de mí, sentía profundamente que no estaba loca, aunque a veces el mundo intentaba hacérmelo creer.

Encontrar tu propia familia de almas. Del mismo modo que el cisne se reconoce a sí mismo al reflejarse en el agua, los hipersensibles necesitamos reconocernos a nosotros mismos y reconocer a nuestros semejantes. Esto finalmente nos permite comenzar el proceso de reestructuración de nuestra identidad y, al mismo tiempo, repensar todas las experiencias de una manera diferente. Encontrarse a uno mismo permite elegir de adultos a las personas con las que se quiere establecer intimidad, construir una segunda familia, además de la de la sangre, incluso de las almas.

Cuánto alivio al descubrir que no estamos solos y cómo nos tranquiliza saber que no somos «extraterrestres» cuando sentimos algo en nuestro estómago y en nuestra piel que otros ni siquiera intuyen...

Sentirse como en casa. Reconocernos a nosotros mismos como altamente sensibles nos permite no sólo encontrar nuestro verdadero hogar, sino, sobre todo, sentirnos como en casa en cualquier entorno, porque la conciencia de cómo somos crea con el tiempo una solidez interior que nos sostiene en todas las situaciones y nos hace comprender cuándo podemos ser nosotros mismos y cuándo es mejor protegernos.

He pasado toda mi vida sintiéndome diferente y sólo ahora descubro que somos muchos...

Felices y enteros. La última frase del cuento es muy interesante, pero podría ser mal entendida. La felicidad no consiste en ser admirados, sino poder ser finalmente vistos como lo que somos y, por lo tanto, ser completos. Esto es lo que nos hace felices. Ser apreciados, valorados por lo que somos significa ser capaces de ser auténticos. Por supuesto, muchos de nosotros nos pasamos gran parte de nuestras vidas con sed de apoyo y de aprecio, lo que no recibimos de niños, pero ahora, como adultos, debemos ser conscientes de que tenemos todas las herramientas, el potencial y la libertad de nutrirnos de la manera que nos beneficia, de darnos valor y amor sin tener que depender de otros, como nos sucedió en la infancia.

¿Por qué se habla tan poco de la sensibilidad?

¿Por qué el tema de la sensibilidad es tan poco conocido? Los estudios más numerosos se llevaron a cabo en Estados Unidos, luego en los países nórdicos y en Alemania. Se está investigando mucho en Francia sobre el tema de la hipereficiencia mental, con la cual se relaciona la hipersensibilidad. Pero en otros países, ¿por qué permanece en silencio?

La opinión que me he hecho al respecto es que la hipersensibilidad se vuelve significativa como un rasgo específico que debe observarse, entenderse y etiquetarse de acuerdo con el contexto sociocultural en el que la observamos. En Estados Unidos, donde existe una gran influencia sobre el rendimiento, la competitividad, el éxito, la imagen social, la extroversión y el individualismo, no hace falta decir que aquellos que no poseen estas características se sienten diferentes. Por lo tanto, no me sorprendió que el trabajo de la doctora Aron tuviera tanta resonancia en Estados Unidos, ya que precisamente ha dado voz y reconocimiento a muchas personas que, en una minoría en un contexto tan apremiante, se sentían al margen, incomprendidas e inadecuadas.

En Europa, y en particular en Italia, la situación es un poco diferente. Nos encanta llamarnos «mediterráneos», es decir, que somos cálidos, apasionados, emocionales y románticos. Hay una fama que nos precede y fascina en todo el mundo: somos artistas, creativos, amamos la belleza, la buena comida, somos cantantes, poetas. No estamos acostumbrados a las cosas prácticas y somos más propensos a los aspectos abstractos e intangibles de la vida.

En este gran caldero de clichés, me temo que la sensibilidad, a su pesar, también se ha disuelto.

Estas maneras de definir las cosas son reductivas, quieren simplificar la complejidad de la realidad y el riesgo de generalizar algo que es parte de las diferencias individuales.

Tal vez, a causa de estas maneras de pensar, el problema de la hipersensibilidad todavía no se ha investigado aquí con tanta seriedad como en otras realidades.

¿Podría este *imprinting* hacernos creer que somos un pueblo generalmente tan emocional que es incapaz de hablar a nivel científico acerca de la alta sensibilidad?

¿Cuántos de nosotros hemos escuchado la frase «Mi defecto es que soy demasiado sensible» pronunciada por personas que no tienen un rasgo de hipersensibilidad? Se asemeja a cuando escucho a alguien decir: «Bueno, todos somos un poco psicólogos». Me hace sonreír, pero al mismo tiempo me hace pensar. El hecho de que todos somos seres humanos con ciertas características básicas no significa que todos las poseamos con los mismos matices. No todos somos igualmente sensibles. Es un hecho que nuestra cultura no desprecia la expresión de las emociones, la manifestación pública de los estados de ánimo; incluso a los hombres de hoy en día ya no se les echa en cara que lloren, pero no confundamos la riqueza del mundo interior, el romanticismo y una buena inteligencia emocional con la hipersensibilidad.

Quizá nacer en nuestro país ha sido para nosotros, los hipersensibles, tanto una ventaja como una desventaja: una ventaja porque no hemos tenido que impactar en un contexto extremadamente severo, apremiante o muy castrador; pero también una desventaja porque muchos de nosotros nos dimos cuenta de esta característica, sana y natural, sólo en la edad adulta, tal vez después de pasar por muchas experiencias negativas, tras habernos convencido de que tenemos algo malo, después de años de malentendidos con un entorno que minimizaba o generalizaba o, peor aún, después de estar enmarcado dentro de etiquetas y diagnósticos psicológicos debilitantes e injustos.

Todo-mucho-siempre: el lema de los hipersensibles

«Todo, mucho, siempre» es una frase que, en mi opinión, que representa el modo de funcionamiento de las personas altamente sensibles.

Todo

Lo escuchamos todo, procesamos todos los detalles, consideramos diferentes alternativas, experimentamos muchos estados de ánimo al mismo tiempo, estamos en contacto con nosotros mismos y, al unísono, nos identificamos con otras personas, notamos lo que es explícito y lo que es implícito, procesamos palabras y lenguaje no verbal.

Mucho

Cada estímulo se percibe a la máxima potencia. Un olor, un sonido o una emoción, agradable o desagradable para nosotros, es un mar de facetas de una riqueza y complejidad que es difícil de explicar.

Siempre

Estamos constantemente conectados, a mil, hasta que nos desconectamos para descansar (pero nuestro mundo interior también funciona por la noche) o porque estamos agotados y nos colapsamos. En su investigación, Elaine y Arthur Aron describieron estos aspectos con el acrónimo DOES, que son las iniciales de:

- *Depth of processing:* procesamiento / procesamiento de la información en profundidad.
- *Overarousability:* mayor tendencia a la sobreestimulación y la sobrecarga.
- *Emotional Intensity, Empathy:* mayor respuesta emocional ante situaciones y empatía.
- *Sensitivity to subtle stimuli:* capacidad de percibir los detalles más sutiles e implícitos del entorno y de las relaciones.

Modular esta manera de funcionar para extraer todas las ventajas y suavizar las desventajas es una de las claves del bienestar altamente sensible que abarca este libro.

Un mundo «energívoro»

Doy las gracias a uno de mis pacientes con HSP que usó esta expresión en una sesión. «Energívoro» es un término que tomamos prestado de la física y que significa «que consume una gran cantidad de energía, que absorbe energía».

Los hipersensibles a menudo vivimos la sensación de que estamos en un entorno energívoro, lo que requiere una cantidad excesiva de energía psíquica y, a veces, incluso energía física para enfrentarnos a las cosas. Lo contrario de energívoro es energizante: el primero elimina energía, el segundo da carga y energía. A menudo, para nosotros el ciclo se repite y el límite entre una fase y otra es difícil de alcanzar: incluso una situación que inicialmente nos da alegría y carga, si no gestionamos bien nuestros límites, puede con facilidad convertirse en absorbente y hacer que nos sintamos descargados y privados de energía. Puede suceder con la actividad laboral, con los hijos, con los amigos, con el deporte: cualquier cosa puede hacernos sentir «vampirizados» y abrumados. Y entonces es fácil que pasemos de sentirnos plenamente vivos y satisfechos a sentir que todo es demasiado. También los «normosensitivos» se sienten abrumados por los compromisos y el estrés, pero la diferencia es que los hipersensibles tienen un umbral de aceptación menor, colapsamos cuando excedemos el límite y nos tomamos más tiempo para recuperar las fuerzas y la integridad física y mental.

«Es demasiado»: las palabras clave del PAS

- ¡Eres demasiado sensible!
- ¡Eres demasiado emocional!
- ¡Eres demasiado tímido!
- ¡Te lo tomas demasiado a pecho!

Eres demasiado… Agreguemos algunos otros adjetivos y aparecerá alguna de las frases que escuchamos docenas de veces.

A medida que sufrimos las palabras con las que nos etiquetan, nosotros mismos las usamos a menudo inconscientemente.

- Hay demasiada gente aquí.
- Hay demasiado ruido aquí.
- Me ha pasado demasiadas veces.
- Es demasiado bueno para ser verdad.
- Estoy demasiado cansado.
- Lo he pasado demasiado mal.

Prestemos atención a nuestro léxico diario: ¿con qué frecuencia usamos esa palabra? ¿En qué ocasiones?

«Demasiado» significa que hemos superado un límite. Por lo general, el nuestro. El límite de tolerancia para cierto estímulo, el límite de nuestra atención, el límite de nuestro cansancio.

Cuando decimos «demasiado» significa que no nos escuchamos, que ignoramos las señales que el cuerpo nos ha enviado a tiempo para advertirnos de que estábamos quedándonos sin recursos para ese día en particular o para esa situación específica.

Puede ser excesivo nuestro contacto social, el trabajo a realizar o las experiencias en las que nos involucramos, de modo que llegamos al final del día agotados, de mal humor, tristes sin razón aparente, incluso si todo nos ha salido bien. Esto sucede porque hemos ido más allá de nuestro límite de hipersensibilidad, no nos hemos protegido, no hemos ahorrado recursos o no hemos previsto suficientes momentos de descompresión y recarga.

> Al final de algunas jornadas intensas, aprendí que, si me permito llorar sin ninguna razón, me siento mucho mejor. Antes, cuando no sabía que era hipersensible, estaba muy enferma: llegaba a casa por la noche y, por nada, sentía que las lágrimas caían de mis ojos como si se vaciara un depósito lleno. Me sentía estúpida, e incluso mi marido se ponía un poco nervioso al verme así, y no me entendía: me hacía muchas preguntas, pero yo no tenía respuestas

que darle. Sólo quería llorar y descargarme. Luego, con el tiempo, aprendiendo a conocerme, lo experimentaba de un modo cada vez mejor. Ahora sé cuándo me va a pasar y ya no me importa. También mi marido lo sabe ahora: le pido que me deje sola un rato, le aseguro que todo está bien o le digo que me abrace en silencio, y eso es todo. Después me siento extraordinariamente mejor, como si aquella fuera una manera de purgarme, de purificarme.

A veces, sin embargo, nos arriesgamos a lo contrario: nos protegemos... ¡demasiado! Estamos demasiado solos, demasiado metidos en nuestros pensamientos, demasiado tiempo en casa, demasiado aislados.

Y entonces caemos en el extremo opuesto: tenemos un umbral de estimulación excesivamente bajo para nuestro sistema nervioso y corremos el riesgo de caer en el aburrimiento, o peor, en la depresión.

EL PÉNDULO DE LA SENSIBILIDAD

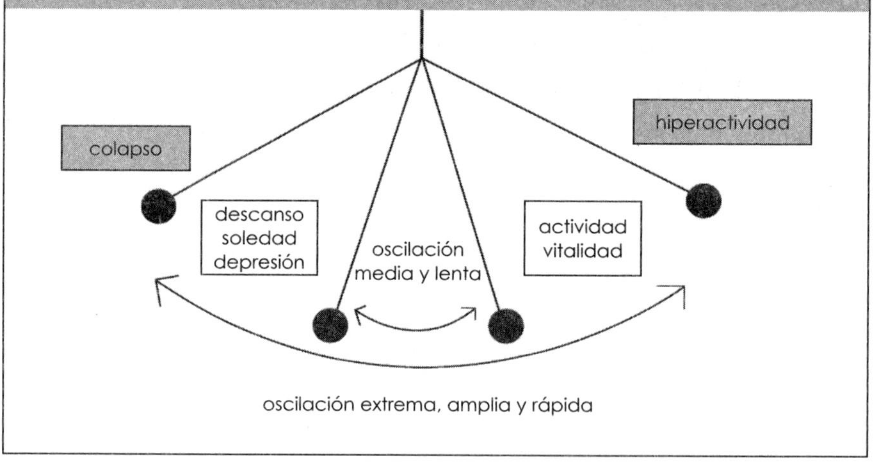

Aquí también debemos aprender a reconocer nuestro límite. Debemos evitar comportamientos extremos: demasiado y muy poco. Me gusta llamarlo «efecto péndulo»: su movimiento oscila de derecha a izquierda, y si imprimimos una fuerza, la amplitud y la velocidad con la que pasa de un extremo al otro aumenta, dando paso a un movimiento frenético y brusco. Ésa es una buena metáfora para nosotros, los hipersensibles. Debemos adiestrarnos para mantener el péndulo de nuestra sensibilidad en una zona intermedia, evitando los extremos, de manera que las oscilaciones entre la estimulación y la retirada sean suaves, armónicas, y el paso de una fase a otra sea gradual.

¿Cómo conseguirlo? Encontrarás algunas sugerencias en este libro, pero básicamente tienes que experimentar por ti mismo, realizar ensayos y errores, arriesgarte un poco y comprobar cómo estás. Es la única manera: debes encontrar tu propio camino.

Porque cada persona altamente sensible es un mundo y debe hallar su propio centro.

Bonito pero demasiado

Y sí, también las cosas buenas pueden hacernos sentir abrumados. Es difícil de entender para aquellos que no son hipersensibles, pero es una realidad que se debe aceptar lo antes posible, si es que queremos empezar a sentirnos bien.

Una tarde en el centro comercial. Una visita al parque de atracciones. Un día de compras. La comida familiar con diez personas el día de Navidad. Invitar a los amigos a cenar a tu casa y cocinar para todos. Ir a una fiesta. Estas experiencias agradables y divertidas para la mayoría de las personas, para un hipersensible, pueden convertirse fácilmente en una fuente de mucho estrés. Si te invitan a un aperitivo, seguido de una cena, y luego a bailar, es muy probable que no puedas hacerlo todo, que sientas ansiedad ya por la tarde, con un extraño sentimiento interno y el deseo de cancelar todos los compromisos y no participar. Yo he terminado así tantas veces…

Esta actitud, sin embargo, es un error: privarnos de la vida social es como privarnos de un alimento esencial y, a la larga, nos lleva, lo sabemos muy bien, a encerrarnos en nosotros mismos y a reforzar la convicción, en realidad falsa, de que somos «raros», que nadie nos entiende y que nada saldrá bien.

De la misma manera, no obstante, no sería una buena idea participar en todos los compromisos mundanos sin prepararnos adecuadamente y sin respetar nuestros límites.

En realidad, nuestro mejor aliado es justo ese sentimiento de inquietud que anticipa los eventos. Es un *coach,* un maestro en escuchar: la percepción interna de que algo nos rechina es nuestra herramienta prioritaria para obtener el bienestar. Puede tomar la forma de un verdadero ataque de ansiedad, o algo más liviano, como mariposas en el vientre, o una tensión física y mental extraña, un cansancio que te ataca sólo un par de horas antes de salir, o incluso un dolor de cabeza o cualquier otro trastorno físico repentino. Son todas maneras en que el organismo te indica que te encuentras en tu zona de riesgo. Y es precisamente aquí donde tienes una gran oportunidad si te enfrentas a ello con conciencia: amplía los límites de tu sensibilidad y refuérzate. Lo veremos en la tercera parte del libro.

Mantenerse demasiado «dentro»

Una de las hipótesis es que los individuos con HSP tienen un papel evolutivo para la sociedad y que, aunque sean minoritarios, tienen características que pueden mejorar la calidad de las relaciones sociales, como la marcada empatía, el comportamiento prosocial, la tendencia a evitar los conflictos, la creatividad, el cuidado de las relaciones, la reflexión profunda y el pensamiento divergente para la resolución de problemas.

La riqueza del mundo interior de los hipersensibles a menudo se traduce en la tendencia a reflexionar mucho sobre las cosas, a buscar el significado profundo de los eventos, a detenerse en las experiencias, la nuestra y las de los demás, a buscar soluciones alternativas y complejas. Si estas tendencias se vuelcan más hacia dentro que hacia fuera, si no están contenidas, pueden convertirse en una espada de doble filo. Los riesgos son diversos:

- Esperamos que los demás funcionen como nosotros y tengan el mismo enfoque de las cosas, y, cuando no lo hacen, y esto sucede a menudo, ya que la proporción de PAS es de 1 de cada 5 individuos, nos sentimos muy decepcionados.
- A veces sobreestimamos las palabras, las explicaciones, los pensamientos, la importancia de hacer que las personas comprendan, y pronunciamos discursos largos y profundos, incluso cuando no es necesario.
- Olvidamos que la solución más simple es a menudo la correcta.
- Con frecuencia nos cuesta mucho tomarnos las cosas a la ligera, perdiendo así el sentido del juego y del placer.
- Algunas veces nos escondemos en nuestras habitaciones interiores y olvidamos que fuera hay un mundo lleno de posibilidades.

Y AHORA... ¡A PRACTICAR!

Post-it

Toma notas y pégalas en lugares donde puedas verlas más a menudo durante el día: en el espejo del baño, en el salpicadero del vehículo, en el escritorio, en la puerta principal. Elige frases de este tipo:

- Respira.
- Reduce la velocidad.
- ¿Cómo te sientes?
- Hoy cuídate.
- Hoy ahorra esfuerzos emocionales.
- Cierra los ojos y concéntrate durante un instante.

Sé creativo: escribe frases cortas y significativas, utiliza las palabras que te gustaría escuchar cuando te sientes estresado. Usa las notas como un recordatorio y haz que los mensajes se vuelvan conscientes cuando el ojo los capte.

Transforma el lema todo-mucho-siempre

Juega a transformar este tan pintoresco como verdadero lema real que a menudo sigues inconscientemente. Relativiza. Contextualiza. Limita.

En las diferentes situaciones, haz una pausa de unos minutos: escribe en un papel «Todo-Mucho-Siempre» y aplícalo a la situación que estás experimentando. Y pregúntate:

¿Qué quiero/puedo? ¿Cuánto? ¿Durante cuánto tiempo?

Ejemplo

Pensamiento estresante: el próximo fin de semana tengo demasiados compromisos, pero no quiero renunciar a ninguno (todo, mucho, siempre).

¿Qué quiero/puedo? ¿Cuánto? ¿Durante cuánto tiempo?

Respuesta: haré aquello que es importante para mí, escuchando mis límites, por hoy.

Aquí tienes algunas sugerencias para parafrasear y relativizar adecuadamente. Y no te olvides: ¡sé creativo!

TODO	TANTO	SIEMPRE
Aquello que es importante para mí	Escuchando mi límite	Por hoy
...	Un poco cada vez	...
...	...	Cuando lo siento
...	En la medida correcta	...
...	...	Ahora no, mañana
La prioridad es...	...	...
...	...	...

Cómo piensa tu mente altamente sensible

La mente hipersensible oscila entre dos extremos: la hiperactivación neurológica *(over-arousal)* a causa de una sobreestimulación del entorno y la hipoactivación *(under-arousal)*, o inhibición a causa de la ausencia de estímulos suficientes para alcanzar un umbral adecuado.

En psicología se utiliza el término «excitación» para indicar el umbral adecuado de estimulación que podemos percibir y que activa el sistema. Por ejemplo, un sonido debe exceder cierta intensidad *(arousal)* para que lo oigas, pero este umbral no significa necesariamente que sea igual para otras personas.

Los hipersensibles estamos a menudo, pero no siempre, en un estado de *over-arousal*. En la mayoría de las personas, esto lleva a la implementación de estrategias, automáticas o incluso parcialmente aprendidas, para seleccionar estímulos basándose en lo que es importante en ese momento.

El cerebro hipersensible no hace esta selección de un modo automático, y en su lugar se compromete a procesar todos los estímulos de manera simultánea en diferentes niveles, con el coste de un gran gasto de energía y, ahora lo entendemos, de un rápido sobrecalentamiento e hiperactivación. Por ejemplo, si estoy leyendo un libro en el sofá y en la otra habitación hay otras personas que están hablando, y quizás también haya un poco de música de fondo, un normosensible podrá concentrarse en la lectura con más o menos facilidad, eliminando literalmente los otros sonidos perturbadores, pero las PAS no: volveremos a leer la misma frase una y otra vez porque también sentimos (y para nosotros sentir ya significa escuchar y procesar) el diálogo de la otra habitación y, a un nivel subyacente, también seguimos mentalmente la canción en segundo plano porque la hemos reconocido.

La gran diferencia es que nuestra atención no distingue entre prioridades, sino que se distribuye fragmentada sobre todos los estímulos, en este caso sonoros.

De la misma manera, si nuestra atención sensible no es solicitada constantemente por estímulos interesantes, rápidos o que, en cualquier caso, toquen y superen ese umbral de activación, caemos con facilidad en un estado de aburrimiento e impaciencia. Todo esto depende del hecho de que nuestro cerebro por lo general realiza un procesamiento más profundo de toda la información *(depth of processing)*.

A continuación, se citan las principales características de las PAS.

- Reaccionamos a las experiencias con más intensidad que el promedio, porque las percibimos procesándolas de una manera más multifacética y compleja y a varios niveles. Quizá sea porque nuestro sistema siempre está en ebullición y comprometido procesando estímulos, por lo que a menudo nuestra manera de reaccionar es más intensa, reactiva y emocionalmente cargada.
- Nos arriesgamos a actuar en el modo interruptor: todo-nada, pasando de los excesos de actividad al vacío total. Nuestro bienestar altamente sensible depende de la capacidad de manejar estos cambios mentales. Proporcionaré algunas sugerencias al respecto en la tercera parte del libro.
- La alta sensibilidad se encuentra en otras especies, delineando así una base biológica de esta característica.
- La investigación hasta la fecha indica que el 20 % de la población es altamente sensible, pero quizá el porcentaje podría ser ligeramente diferente.
- Los hombres y las mujeres PAS están en porcentajes iguales. Aparentemente, podría parecer un fenómeno más femenino: tal vez esto dependa del hecho de que la sensibilidad, o cierta delicadeza in-

terior, en los hombres hoy en día aún se desaprueba o se reprime, mientras que es tolerada en las mujeres. Esto significa que las mujeres expresan este rasgo más que los hombres, que en cambio tienden a ocultarlo y lo viven como algo más disfuncional.

- Varias investigaciones afirman que preferimos la observación y el análisis en lugar de la acción inmediata («Primero observa y luego actúa»). Después de mi experiencia clínica de todos estos años, puedo decir que ésta es la estrategia que implementamos de manera automática frente a un estímulo nuevo, intenso o estresante. Básicamente, sin embargo, aún tenemos una alta reactividad, una especie de tendencia a «disparar de inmediato» tanto de manera positiva (velocidad de pensamiento y del habla, en las acciones que requieren un sprint, en la anticipación, etc.) como de manera negativa. He comprobado que elegimos una estrategia más introspectiva y reflexiva cuando estamos en entornos sociales más amplios, donde creemos importante el juicio social, donde gozamos de menos intimidad o en situaciones en las que estamos menos involucrados emocionalmente; aunque a menudo he observado que la segunda manera de ser, más reactiva y, a veces, «explosiva», ocurre cuando estamos en situaciones más familiares, en relaciones más íntimas o cuando nos sentimos más involucrados, cuando hemos invertido mucho o tenemos mucho que perder, o cuando percibimos una especie de amenaza o falta de respeto hacia nuestra manera de ser.
- Incluso si somos especialistas en un campo determinado, damos lo peor si nos sentimos observados o en evaluación, tanto en términos de resultados como de tiempo, mientras que en soledad sabemos cómo llevar a cabo la misma tarea a la perfección.
- Estamos sujetos a sobreestimulación sensorial y sobrecarga perceptiva (sonidos, luces, olores, sabores, sensaciones físicas).
- En ambientes caóticos o estimulantes, sufrimos sensaciones de opresión y de pérdida de control.
- Procesamos la información más a fondo a varios niveles y prestamos mucha atención a los detalles.

- Solemos tener un pensamiento ramificado y divergente, que no sigue los caminos lógicos comunes y que continuamente abre enlaces que vinculan nuevas ideas y conceptos.
- Utilizamos mucho del hemisferio derecho (análogo, corpóreo, emocional, creativo), tanto que algunos autores vinculan la alta sensibilidad a una utilización predominante de este hemisferio.
- Tendemos a la introspección, preferimos la profundización en todo y la búsqueda de un sentido profundo, precisamente porque nuestro pensamiento es como un diagrama de flujo que evalúa y profundiza numerosas alternativas para cada nodo conceptual.
- Percibimos de inmediato el clima emocional de un entorno, observando también tensiones o conflictos subyacentes e implícitos.
- Estamos dotados de una fuerte empatía y sabemos cómo descodificar bien el lenguaje no verbal y leer entre líneas.
- Nos emocionamos fácilmente y muchas veces nos conmovemos.
- Tratar con el cambio nos causa fatiga y es una fuente de estrés.
- También cuando somos niños tenemos la sensación de que somos diferentes de los demás: esto difícilmente nos hace pedantes y arrogantes; por el contrario, creemos que somos inadecuados y que hay algo que no funciona en nosotros.
- Somos intolerantes ante la superficialidad, ante los lugares comunes, ante los discursos vacíos.
- No estamos muy interesados en los aspectos exclusivamente materiales de la vida (posesión de objetos, imagen, éxito, dinero, poder...) y tenemos una predilección por los aspectos más abstractos, profundos, filosóficos y espirituales.
- Luchamos por establecer límites, por decir no y por protegerlos.
- Tenemos dificultad o miedo para enfrentarnos a los conflictos.
- Tenemos expectativas muy altas de nosotros mismos y somos perfeccionistas.
- Tenemos una actividad imaginativa muy rica y también una vida onírica intensa y a menudo recordamos los sueños.
- Somos muy conscientes y tenemos una profunda conciencia de los vínculos de significado y causa y efecto entre los eventos.

- Tenemos un gran sentido de la responsabilidad.
- No le tememos a la soledad; por el contrario, la amamos y la buscamos (aunque no siempre de una manera consciente).
- Preferimos ambientes naturales, donde podemos mantenernos en contacto profundo con la naturaleza, de la que tenemos una necesidad visceral.
- Nos atrae de manera natural todo lo que es espiritualidad y crecimiento personal.
- A menudo tenemos tendencias artísticas y somos muy creativos en todas las formas posibles.
- Somos extremadamente sensibles a la injusticia, e incluso podemos ir tan lejos como para no protegernos o hacernos daño para apoyar una batalla por la verdad o la justicia.

La atención y la multitarea

La investigación sobre la multitarea concierne al cerebro humano en general y no sólo a las PAS. Los estudios de atención confirman que los seres humanos no son capaces de hacer frente simultáneamente a todos los estímulos ambientales, sino que la atención debe ser selectiva, es decir, debe elegir en qué información centrarse más. Algunas teorías sobre la neurofisiología de la atención afirman que, si necesitamos elaborar más estímulos, la atención no cambia alternativamente de uno a otro, sino que se divide y distribuye un poco en cada estímulo. Esto se denomina «efecto *cocktail party*»:[6] una parte de la atención procesa un estímulo, y otras partes pequeñas se delegan para procesar otros estímulos simultáneos. De esto trata la multitarea: la atención debe fragmentarse y dividirse para procesar diferentes estímulos o tareas de una manera simultánea.

---

6. Efecto fiesta de cóctel o atención selectiva. *(N. del T.)*

La cuestión es que esto causa muchos problemas, además de disminuir el rendimiento y los resultados que obtenemos.

Ya en 2009, la Universidad de Stanford demostró que el cerebro humano no está programado para procesar mucha información al mismo tiempo y, por lo tanto, es más productiva si la procesamos de una en una. Pero no sólo eso, con la multitarea empeoramos el nivel de eficiencia, ya que nos movemos más lentamente de una acción a otra y no podemos distinguir la información importante de la irrelevante.

Me gusta aclarar el concepto con esta metáfora. La atención, o la función cognitiva específica que nos permite procesar la información, se puede imaginar como un haz de luz: cuanto más amplio, más cosas ilumina, pero de manera débil; sin embargo, si reducimos la misma luz a un haz pequeño, la intensidad aumenta en gran medida, tanto como para parecerse a un rayo láser. Y el láser también puede cortar metales.

También podemos decirlo de otra manera. La atención es como un músculo que se fortalece cuando se entrena al concentrarse en un solo ejercicio cada vez.

Algunas técnicas de enfoque mental y el *mindfulness,* en particular con el método MBSR *(Mindfulness Based Stress Reduction),*[7] se basan en lo siguiente: entrenar el «músculo» de la atención, debilitado por el estrés y por las fáciles y abundantes distracciones de nuestra vida cotidiana, y detenernos en un solo estímulo cada vez.

Los resultados son sorprendentes y mensurables tanto con pruebas de rendimiento como con técnicas de neuroimagen.

Sí, porque, sobre todo, la multitarea, si se convierte en un hábito, incluso cambia la estructura del cerebro. Esto se ha confirmado mediante una investigación realizada por la Universidad de Sussex, que vinculó el tiempo que las personas pasan utilizando diferentes dispositivos (ordenadores, teléfonos móviles, televisores), a veces simultáneamente, con las resonancias magnéticas de sus cerebros. Encontraron que las multitareas habituales informaron una menor densidad cere-

---

7. Atención basada en la reducción del estrés. *(N. del T.)*

bral en la corteza cingulada anterior, la región responsable del control cognitivo y emocional y de la empatía.

En esencia, no sólo quienes usan de manera inconsciente y de modo excesivo estos dispositivos se distraen y disminuyen su rendimiento, sino que también son menos expertos en los aspectos emocionales y relacionales. Un último aspecto notable es que la multitarea interfiere con el CI, el cociente intelectual.

Un estudio realizado por la Universidad de Londres ha verificado que en los participantes que se dedicaron a realizar múltiples tareas durante el desempeño de tareas cognitivas se produjo un descenso en el coeficiente intelectual similar al que podría ocurrir en el caso del uso de drogas o después de una noche de insomnio. Entre los hombres adultos examinados, el coeficiente intelectual disminuyó en aproximadamente 15 puntos, ¡alcanzando el nivel promedio de un niño de 8 años de edad! Parece ser una caída temporal, pero todavía no hay suficiente investigación para definir cómo la multitarea tiene una influencia estable en la inteligencia.

¿Y para la PAS? El cerebro hipersensible parece predispuesto biológicamente a procesar múltiples estímulos al mismo tiempo. Tanto es así que la hipersensibilidad se confunde a menudo con trastornos de la atención y se diagnostica de manera errónea como TDAH. En realidad, cuando no está sobreestimulada y no alcanza el estado de sobreexcitación, la persona altamente sensible no manifiesta ninguna de las características que el *Manual de Diagnóstico* (DSM) atribuye al déficit de atención.

Es como decir: el cerebro altamente sensible se inclina de un modo más natural al procesamiento simultáneo y profundo de la información (DOES) por su propia particularidad neurofisiológica innata, y esto es funcional siempre que esté dentro de cierto límite de estímulos en número y en intensidad.

De nuevo, por lo tanto, volvamos a subrayar la importancia de conocer esta característica y profundizar en la manera en que se manifiesta en cada uno de nosotros, para aprender a dosificarnos a nosotros mismos, tanto en lo que se refiere a la hipoestimulación como a la hiperestimulación, para encontrar nuestro rango de funcionamiento confortable, nuestra zona de bienestar.

Un pensamiento divergente

Nuestra manera de pensar a menudo se parece a un árbol: de un pensamiento se origina otro, y de ése nacen otros, que generan diferentes bifurcaciones, como ramas que se abren desde el tronco de una planta. Éste es el llamado «pensamiento bifurcado», que incluso la doctora Petitcollin, autora del libro *Il potere nascosto degli ipersensibili,*[8] considera típico.

Este tipo de funcionamiento considera una multitud de opciones, profundiza en ellas antes de excluirlas, buscando soluciones alternativas y diferenciadas. Por esta razón, también es un pensamiento divergente, es decir, que no procede de forma lineal o mediante enlaces causales simples, sino que lo abarca todo, es muy creativo y tiende a «divergir» precisamente del razonamiento común.

Es comparable a los fuegos artificiales: se necesita una pequeña mecha, un estímulo interesante para nosotros, para lograr que un mundo de complejidad ideacional despegue en pocos segundos en el interior de nuestras cabezas.

Esta manera de pensar es muy útil para la resolución de problemas y para la búsqueda de soluciones inspiradas y creativas, y es uno de los valores evolutivos que los hipersensibles aportan a las relaciones y a las organizaciones.

Pero tiene algunas limitaciones, por supuesto:

- Requiere y consume una gran proporción de energía psíquica y física (recuerda que el cerebro se alimenta de azúcares).
- Si no se contiene, se corre el riesgo de alejarse del objetivo y flotar sin una dirección real.

---

8. El poder oculto de los hipersensibles. *(N. del T.)*

Entonces, cuando nos damos cuenta de que nuestros pensamientos se están «extendiendo», detengámonos un momento y preguntémonos: ¿cuál es mi objetivo?, ¿qué resultado pretendo alcanzar? Si nos resulta útil, podemos identificar los pensamientos como un diagrama de flujo o un árbol, creando mapas mentales reales que nos ayuden a canalizar esta capacidad extraordinaria y compleja de manera fructífera.

El pinchador

Acababa de hacer un examen cuando me encontré a una amiga mía de la universidad que me dijo que iba a realizar una pasantía de seis meses en el extranjero. Una parte de mí estaba feliz por ella, pero debajo sentía otra parte... como un pensamiento autodestructivo, que siempre está ahí y que me habla y me dice que no me está yendo bien... y una parte de mí estaba convencida de que tenía razón... Me la imagino como uno de aquellos impertinentes, aquellos chicos que te pinchaban en la espalda con la punta del compás en secundaria para molestarte... Mi compañera parecía inalcanzable, a años luz por delante. Nunca podría hacer nada parecido, enfrentarme a un cambio tan grande.

Cuando estoy mal, cuando tengo ataques de ansiedad, siempre es él... el *pinchador*. Como un pequeño fantasma oscuro... Lo veo como si pasara por delante de mí y me dijera: ¿por qué no puedes hacerlo?, ¿por qué reaccionas así?, ¿cómo puedes estar tan cansada? ¡Mira a los demás qué buenos que son! Y un clásico es: ¿te estás tomando tu tiempo o sólo eres perezosa?, ¿no será que te lo estás tomando con demasiada calma?

La gran capacidad descriptiva de esta chica altamente sensible durante una sesión es un regalo para todos nosotros. La del *pinchador* es una imagen pintoresca e inconsciente que con diferentes nombres o matices todos podemos encontrar en nuestro mundo interior, que nos compara y nos hace sentir inadecuados. Pero para nosotros, los hipersensibles, es una figura aún más sutil, porque las PAS a menudo hemos crecido con la idea de que deberíamos haber sido «como los demás» y «sentir como los demás», que, al ser la mayoría, eran nuestro término de comparación.

El *pinchador* es el juez que, sin empatía alguna ni respeto por nosotros, nos enfrenta continuamente a los demás, en nuestra mente siempre mejores o más capaces. Se trata de la parte que siente como hipersensible, pero razona como si no lo fuera y, además, desea no serlo porque al enfrentarse siempre sale derrotada. El problema es compararse con los demás. Intentar ser como ellos. Nos evaluamos según escalas de características que poseemos de una manera diferente o que no nos pertenecen en absoluto.

El *pinchador* tiene varios hábitos disfuncionales:

- Habla continuamente con un monólogo interior.
- Compara, enfrenta, juzga.
- Su propósito es hacernos ser como otros y no como somos.
- Es un perfeccionista al borde de la obsesión.
- Es pesimista.
- Infravalora a los demás.
- Se opone a las emociones y juzga los sentimientos.

Al contrastar las sensaciones que experimentamos y las emociones que se presentan, el riesgo a largo plazo es doble: al reprimirlas, las emociones se vuelven más explosivas y, por lo tanto, más difíciles de manejar; al contrastarlas, también obstaculizamos el aprendizaje de estrategias más adecuadas.

Reconocer a nuestro *pinchador*, o como queramos llamarlo, ser consciente de su presencia constante dentro de nosotros nos permite aprender a contener sus excesos y hacerlo más funcional para nuestro crecimiento.

¿Introvertido o extrovertido? Vamos a aclararlo un poco

> Durante mucho tiempo me sentí anormal, porque no me divertía durante las actividades que les gustaban a mis amigas y me molestaba fácilmente. Durante años me avergonzaba decir que me quedaba en casa, en compañía de mí misma, de mi gato, de un buen libro, de mi música, de una infusión o de una copa de vino... Inventaba excusas por teléfono para no ver en la cara de mis amigos esa expresión de compasión sutil mientras pensaban «Menuda perdedora...». Ahora, después de trabajar en mi sensibilidad, tengo un novio al que amo, un trabajo que me gusta, pero cuando paso horas sola, redescubro aquella sensación de plenitud, paz y verdadero disfrute interior, y ya no me siento avergonzada y no pienso que soy una persona que no es sociable o que quiero menos a mi novio. Simplemente también estoy bien así.

Durante años, ser altamente sensible ha coincidido de manera errónea con ser tímido o introvertido, creando una gran confusión.

Jung definió bien esta diferencia: la introversión es tan sólo un método de conocimiento de la realidad, una estrategia de aproximación a las cosas basada en la observación, un procesamiento más profundo de los datos, el análisis de los detalles y la búsqueda de las correlaciones entre la situación actual y experiencias similares del pasado. Los extrovertidos, en cambio, utilizan una estrategia para descodificar la realidad basándose más en el contacto directo y la acción inmediata.

Aron ha verificado que alrededor del 30 % de las PAS son extrovertidas, enfatizando de nuevo que la hipersensibilidad y la introversión pueden estar conectadas, pero no son lo mismo.

Según la autora, es más probable que una persona hipersensible se vuelva tímida o introvertida si ha tenido una infancia difícil, si ha sido descuidada o, peor, maltratada debido a su sensibilidad, pero esto no es una ley absoluta y depende mucho de resiliencia que sea capaz de desarrollar la PAS y de si es capaz de construir un ambiente cómodo y favorecedor como adulto.

Por este motivo, hoy en día sería más útil hablar de la tendencia a la reflexividad de las PAS, en lugar de la introversión o la timidez, características sólo de algunos PAS. A partir de mi experiencia como terapeuta, me gustaría confirmarlo. Yo diría que encontrar el equilibrio como hipersensible también significa poder pasar con fluidez desde momentos de reflexividad a momentos de sociabilidad, desde la introversión a la extroversión, respetando los límites personales.

Con el uso de técnicas de neuroimagen, actualmente las neurociencias han entrado en más detalles y han estudiado la introversión y la extroversión, características comunes también de las que no son PAS.

Parece que hay dos neurotransmisores que tienen un papel importante: la dopamina y la acetilcolina. Estas sustancias están presentes en igual medida en introvertidos que en extrovertidos, pero lo que difiere es la reactividad y el sistema de gratificación.

Mientras que los extrovertidos parecen estar más satisfechos cuando interviene la dopamina (ambientes llenos de gente, sociabilidad, motivación para la conquista, etc.), los introvertidos lo son, en cambio, cuando interviene la acetilcolina. Tanto los extrovertidos como los introvertidos tienden al placer y al bienestar: la diferencia es que la acetilcolina nos hace sentir bien cuando nos dedicamos a la introspección, nutre nuestra capacidad de pensar profundamente, meditar y concentrarnos de manera intensa en un solo tema durante un largo período de tiempo, nos hace elegir ambientes tranquilos, o quedarnos en casa en feliz soledad, perdidos en un libro o disfrutando de una película.

Un último aspecto que vale la pena mencionar, ya que ha creado algunas ambigüedades, es el de los buscadores de sensaciones. Algunos hipersensibles también pueden ser *high sensation seekers,* buscadores de sensaciones fuertes, y los dos aspectos son independientes entre sí.

Los buscadores de sensaciones, incluso con todas las características de los hipersensibles, son menos tolerantes al vacío y al aburrimiento y, por lo tanto, son más susceptibles cuando el umbral de estímulos se reduce demasiado. Esto los lleva a buscar continuamente nuevas cosas que hacer y elevar el nivel de sus experiencias para llenar esa sensación de insatisfacción.

Sin embargo, difícilmente estas PAS, que también son *high sensation seekers,* realizan actos impulsivos, porque una de las características básicas de la hipersensibilidad es la precaución y la gran conciencia de las consecuencias de las acciones.

Y AHORA... ¡A PRACTICAR!

Primer ejercicio

Practica la distinción de situaciones, pensamientos, sensaciones y emociones con las técnicas ilustradas en el capítulo dedicado a este tema (págs. 185-195).

Ejercicio del STOP

Utilizado en el *mindfulness,* este simple ejercicio sirve para detener el círculo vicioso de los pensamientos y recuperar la conciencia del momento presente, facilitando el reequilibrio de las funciones fisiológicas básicas (respiración, latidos cardíacos). Es útil para recuperar la concentración y limitar la distracción y la tendencia a meditar.

STOP se usa como acrónimo en la técnica ilustrada por la inglesa Elisha Goldstein.

S – *Stop:* detente durante un momento, detén cualquier actividad que estés realizando.

T – *Take a breath:* respira profundo durante al menos un minuto.

O – *Observe:* observa internamente si hay emociones, sensaciones, pensamientos predominantes.

P – *Proceed:* actúa de manera consciente, según lo que hayas observado, haciendo una cosa cada vez.

Realiza este ejercicio varias veces al día y prepárate pegando *post-it* de colores con la palabra STOP escrita en todas partes, en Tu escritorio, en el salpicadero del automóvil, en la puerta de tu casa.

Toma nota de estas cuatro preguntas

Estas cuatro preguntas derivan de la práctica de Byron Katie, formadora y *coach,* junto con su esposo, el psicoanalista Stephen Mitchell, que fundaron el método «The Work».[9] Este método implementa un procedimiento de autoinvestigación muy simple e intuitivo, que junto con otras herramientas puede ser una ayuda válida, a modo de mapa mental, para manejar la tendencia a meditar o a perderse en los pensamientos. Es una técnica que, aunque es muy diferente de mi enfoque terapéutico, a veces utilizo tanto con pacientes, ya sea durante la formación, como conmigo misma, y me sorprende por la inmediatez de los resultados.

Por ejemplo, identifica el pensamiento que te atormenta en este momento: mi colega (nombre) nunca me escucha.

Esto se convierte en una afirmación en la mente que continúa fortaleciéndose. «The Work» consta de cuatro preguntas y un giro. Anota la afirmación anterior en una hoja de papel y ponla frente a las siguientes preguntas:

- ¿Es cierto?
- ¿Puedes saber con absoluta certeza que es verdad?
- ¿Cómo reaccionas?¿Qué pasa cuando crees en ese pensamiento?
- ¿Quién serías sin ese pensamiento?

Parece muy simple, al límite de la banalidad, pero es precisamente al enfrentarse a esta simplicidad cuando la mente tiene que lidiar con sus defensas.

Si deseas obtener más información sobre este ejercicio, busca libros y páginas web que puedan ayudarte. Recuerda que cada sugerencia es una herramienta que no debe ser absoluta y no puede reemplazar la ayuda de un psicoterapeuta cuando sea necesario.

---

9. El Trabajo. *(N. del T.)*

Identifica (y dibuja) a tu ***pinchador***

Encuentra un nombre y una imagen para tu personaje interior sádico y devaluador. Puedes dibujarlo o buscar una imagen que te lo recuerde. Represéntalo en la mente y entonces sabrás cómo reconocerlo.

Una vez tengas la imagen, haz una lista de todas las frases de menosprecio y recurrentes que el *pinchador* utiliza para atormentarte. No te censures ni minimices. Al inconsciente le encanta jugar de esta manera para expresarse y liberarse. Identifica de 4 a 10 frases recurrentes y anótalas alrededor de la imagen como si fuera una novela gráfica. Cuelga la imagen donde prefieras y mírala de vez en cuando.

La personificación de esta parte devaluadora dentro de ti te ayudará a desidentificarte y a interponer la distancia necesaria. Con el tiempo, es posible que desees reemplazar o modificar algunas o todas las frases con palabras más completas y mejoradas, y también puedes ser libre de crear un segundo personaje que tenga el papel complementario de estimularte y apreciarte, o simplemente desees «suavizar» las facciones de tu *pinchador*.

Atención: el propósito no es borrar, eliminar o destruir al *pinchador*. Esta parte nació con una función defensiva para la psique, pero con el tiempo se ha endurecido. Una parte interna que nos alienta a mejorar o nos hace notar que estamos equivocados es saludable, siempre que sea constructiva y no sádica.

DIBUJA A TU *PINCHADOR*

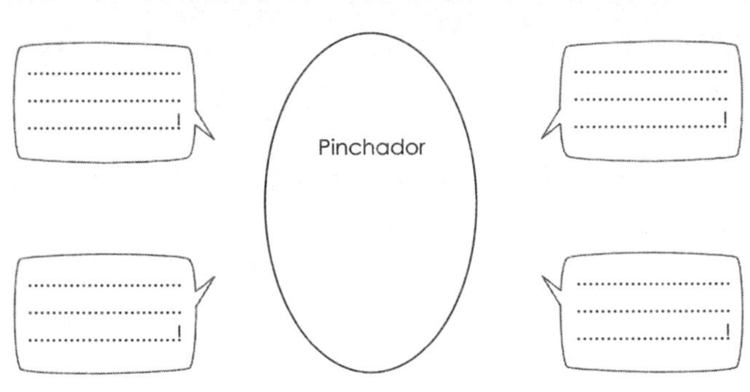

Cómo siente tu cuerpo hipersensible

Somos un sistema extremadamente permeable a las sensaciones, tanto externas como visuales, auditivas, olfativas, gustativas y cinestésicas (contacto, pero también temperatura, presión, roce...) que forman la exterocepción, así como internas, que llamamos propiocepción, como son las sensaciones de nuestro estómago, las mariposas en el vientre, los movimientos delicados de los órganos internos, la respiración, los latidos del corazón y todas las sensaciones que proceden del interior del cuerpo, incluido el dolor.

La hora punta en el metro es mi pesadilla. El chirrido de los raíles cuando los vagones frenan me atraviesa el cerebro y me provoca escalofríos por toda la espalda si no me tapo los oídos. Y en los vagones... con la gente amontonada, siento la tela de su ropa contra la piel de mis manos... los olores... sin mencionar el ruido, la gente que habla por teléfono en voz alta... No puedo dejar de seguir las conversaciones y los gestos de todo el mundo, aunque no quiera.

Una vez creí que estaba sufriendo un ataque de pánico en el autobús... el calor, las voces, la sensación física de ser invadido por otras personas. Ahora sé que soy hipersensible y que me estoy conociendo mejor desde ese punto de vista, y creo que no fue un ataque de pánico, sino sólo la sensación de estar abrumado por tanto caos.

Todo esto depende de nuestra manera específica de percibir las cosas, que Aron llamó SPS *(Sensory Processing Sensitivity)*,[10] y que podemos traducir como «sensibilidad del procesamiento sensorial». ¿Qué es, en pocas palabras? No significa tener receptores sensoriales más numerosos o «capaces», sino que la peculiaridad reside en el nivel de procesamiento cognitivo que hacemos de la información sensorial, a nivel central, en el cerebro, no en los órganos sensoriales. En particular, el soporte está en la manera diferente de trabajar de nuestra atención. La atención es el ingrediente fundamental que nos permite percibir los estímulos. Un sonido puede estar allí y ser escuchado por los oídos (órganos sensoriales), pero si no le prestamos la más mínima atención, no lo procesamos en la mente, es decir, no lo percibimos. Oír es diferente de escuchar. Ver es diferente de mirar. Y así sucesivamente. Podemos decir que:

sentimiento + atención = percepción[11]

y esto se aplica a todas las personas.

En las personas altamente sensibles, sin embargo, la atención está, por así decirlo, elevada a una potencia, por lo que la percepción resultante, a partir del mismo estímulo, es mayor:

$$\text{sensación} + \text{atención}^{n} = \text{percepción altamente sensible}$$

Para entendernos:

$$1 + 2 = 3 \text{ (percepción normosensible)}$$
$$1 + 2^{2} = 1 + 4 = 5 \text{ (percepción altamente sensible)}$$

---

10. Sensibilidad de Procesamiento Sensorial. *(N. del T.)*

11. Hay otro ingrediente además de la sensación y la atención: la experiencia previa. Lo veremos en el siguiente párrafo. *(N. de la A.)*

Éstos pueden ser estímulos de sonido, por ejemplo, que no podemos dejar en segundo plano, como en el caso de este hombre:

> Desde que era pequeño, he tenido siempre la sensación de oír como los animales: escucho hasta el sonido más mínimo y, a menudo, también me distraen muchos ruidos que otros no parecen percibir. El sonido de algunos aparatos cuando están en modo de espera, por ejemplo: ese zumbido, que creo que se produce por la electricidad que sigue fluyendo incluso si están apagados. Yo lo percibo. No puedo dejar el radiodespertador en la mesilla de noche junto a la cama; de lo contrario, ese zumbido me impide dormir: tengo que ponerlo en un mueble a cierta distancia.

En otros casos, puede referirse a la percepción más global de una escena o de un entorno: una combinación de la vista, el oído, el olfato, el tacto y más sensaciones cinestésicas, a partir del contacto corporal con objetos o tejidos específicos y de proxemias (es decir, proximidad o distancia entre cuerpos), como en el caso de esta joven:

> Terapeuta (dándole la bienvenida en la puerta de la consulta): ¡Buenos días (nombre)!
> PAS: ¡Buenos días, doctora!... *Mmm...* (incluso antes de entrar). Ha cambiado la distribución de los muebles, el sofá no estaba ahí.
> Terapeuta: Sí, hice algunos pequeños cambios. Siéntese y sienta cómo resuena.
> PAS (se sienta, respira hondo varias veces, cierra los ojos durante unos instantes. Luego vuelve a abrirlos): *Mmm...* es extraño...
> Terapeuta: Sí, es diferente. ¿Es agradable o desagradable?
> PAS: Está bien, está bien, pero necesitaré cierto tiempo para acostumbrarme...
> Terapeuta: por supuesto. Tómese todo el tiempo que necesite para estar a gusto.
> PAS (cierra los ojos de nuevo, recoloca el cuerpo con un movimiento de su espalda en el sofá, toca la tela, luego mira a su alrededor):

Hasta mirarla, doctora, es diferente, porque ya no está en la misma perspectiva, veo otras cosas a su alrededor porque al fondo hay una pared diferente...

Terapeuta: Es cierto. Haga lo que quiera hacer ahora mismo para reenfocarse.

PAS (después de otro silencio): ¡De acuerdo! Ya está.

También notamos el hecho de que la atención hipersensible puede ser doble, triple, o incluso mayor: he usado estos números sólo para plasmar algunos ejemplos. Todavía no hay estudios que hayan cuantificado específicamente nuestra ventaja en el procesamiento de la atención, pero han confirmado que los tiempos de reacción (TR) son diferentes: las PAS invertimos más tiempo en el mismo estímulo, procesamos más estímulos simultáneamente y prestamos mucha atención a los detalles profundizando. Ésta es la razón por la cual un sonido, un olor o un detalle visual puede no ser notado e ignorado por la atención de una no-PAS, pero puede ser detectado, reconocido y percibido como molesto por una HSP. Recuerda lo que dijimos sobre cómo funciona el «músculo» de la atención.

El trabajo para enfocar y disciplinar la atención es fundamental para las PAS porque nos permite aprender a dirigir la atención como un rayo de luz sobre cuál es la prioridad en ese momento, controlándola nosotros en lugar de que nos controle ella. En este aspecto, propondré algunas herramientas en la tercera parte del libro que forman parte de mi práctica diaria como psicoterapeuta con personas altamente sensibles y que he utilizado personalmente durante años.

El papel de las experiencias

Hay otro ingrediente en la percepción que vale la pena enfatizar:

sensación + atención + experiencia pasada = percepción

Cada vez que nos encontramos con un estímulo, una sensación, una emoción, una experiencia, un entorno o una persona, lo percibimos en función de cómo nos hemos enfrentado a estímulos similares antes. Nuestro conocimiento del mundo, nuestra creencia en la realidad condiciona la manera en que percibimos cada nuevo estímulo. Tomemos un ejemplo. Si en el pasado, cuando era pequeña, tuve una experiencia desagradable con un perro y me asusté mucho, es probable que reaccione automáticamente con miedo, ansiedad y rechazo en cada ocasión en que me encuentre con un perro, incluso si es el cachorro más adorable del mundo.

Entonces, si estoy convencida de que cierta experiencia o cierta situación será desagradable, porque en el pasado lo fue, ya estoy filtrando la nueva experiencia de manera negativa y estoy, en mi mente y a través de mis expectativas, sentando las bases para que todo salga mal. Si, como hipersensible, no voy a una fiesta porque en ese lugar me siento abrumada, estoy haciendo eso. Si tengo que comunicarle algo importante a mi jefe, pero me contengo, acumulando ansiedad, porque una vez leí en su rostro una expresión de desaprobación que me hizo sentir mal durante días, estoy haciendo eso. También podemos llamarlas «profecías autocumplidas»: en mi mente me preparo para lo peor e, inevitablemente, sucede lo peor, pero sólo porque he centrado todos mis recursos cognitivos y conductuales en los aspectos negativos y desagradables que ya había dibujado hasta el más mínimo detalle en mi mente.

¿Cuántas veces te ha sucedido eso mismo? Básicamente, este comportamiento automático protege contra frustraciones futuras, pero al mismo tiempo es muy limitante porque, al evitar intentar hacerlo de nuevo sin prejuicios y expectativas, perdemos la oportunidad de encontrar nuevas estrategias, de experimentar con nuevas maneras de relacionarnos, y también evitamos verificar que las cosas pueden ser diferentes. En pocas palabras, al hacerlo, ¡evitamos nuestra evolución!

El papel de la amígdala

La amígdala es una parte muy pequeña del cerebro que tiene que ver con las emociones y, especialmente, con el miedo. Tiene una estructura ovoide (en griego antiguo, *amígdala* significa «almendra») y se encuentra más o menos en el centro de nuestro cerebro. Las emociones también se reconocen gracias a ella, que envía impulsos al hipotálamo para la activación del sistema nervioso simpático, a los núcleos del nervio trigémino, del nervio facial y a muchas otras estructuras neurológicas.

FLUJO DE INFORMACIÓN

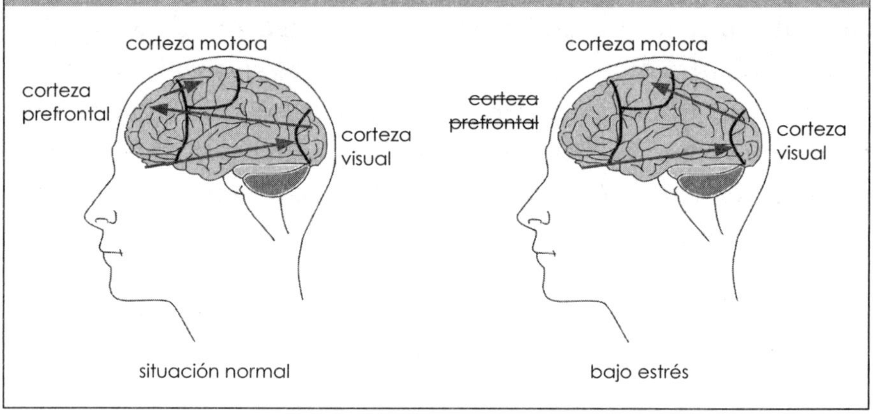

Las señales provenientes de los órganos sensoriales llegan a la amígdala a través de otra estructura llamada «tálamo», luego se envía una segunda señal desde el tálamo al neocórtex. Esta ramificación permite que la amígdala comience a responder a los estímulos antes que el neocórtex. De esta manera, la amígdala puede analizar cada experiencia, explorando cada situación y cada percepción.

Cuando considera un estímulo peligroso, por ejemplo, la amígdala se dispara como un resorte neural y reacciona enviando señales de emergencia a todas las partes principales del cerebro: estimula la liberación de hormonas que desencadenan la reacción de lucha o huida (adrenalina, dopamina, noradrenalina), moviliza los centros del movimiento, activa el sistema cardiovascular, los músculos y los intestinos. Al mismo tiempo, los archivos de memoria son consultados con total prioridad para recordar cualquier información útil en la situación de miedo. Luego, la corteza prefrontal recibe e integra información de las otras áreas corticales, en relación con varias modalidades sensoriales (auditiva, visual, etc.).

La activación de la corteza frontal es necesaria para comprender el significado de una situación emocional en el aquí y ahora, y para evaluar en qué medida el valor atribuido a los estímulos es adecuado para el contexto y, basándose en este análisis, seleccionar las acciones a realizar. En situaciones de estrés, la corteza prefrontal se «apaga» y es sobrepasada; la información va directamente del sistema sensorial a la corteza motora, al interior del cerebro «impulsivo».

La desactivación de la corteza prefrontal, cuando estamos bajo estrés, fue diseñada por la madre naturaleza a favor de nuestra supervivencia. Si en la prehistoria hubiésemos pensado durante demasiado tiempo frente a una bestia feroz, habríamos muerto. Ésta es la respuesta de «lucha o huida» que está biológicamente programada y que compartimos con los animales. Cuando nos alarmamos, el flujo de sangre se desplaza desde la región frontal a la de la amígdala que, por lo tanto, se sobreestimula y aumenta nuestra frecuencia cardíaca y nuestra presión arterial, enviando todo tipo de hormonas del estrés al organismo, de modo que podamos ponernos en una posición para reaccionar rápidamente ante un peligro inminente, para combatirlo o huir.

Pero también hay una tercera opción: el bloqueo, que se produce cuando el sistema está tan sobrecargado que se colapsa y no nos permite actuar mediante la lucha o la huida, sino que nos bloquea. Es un comportamiento protector que también podemos advertir en los animales.

Algunas investigaciones realizadas gracias a las técnicas de neuroimagen han verificado que la amígdala, en un estado de alarma crónica y estrés prolongado, se vuelve hipertrófica, es decir, aumenta de tamaño debido al exceso de excitación. Pero lo maravilloso del cuerpo humano es que recupera las dimensiones naturales cuando concluyen las condiciones estresantes.

Otros estudios han promovido la hipótesis de que algunos comportamientos, comúnmente denominados «timidez», pueden atribuirse a una hipersensibilidad de la amígdala, una condición en la cual la amígdala se hiperactiva, causando un sentido constante de alerta y miedo en el sujeto, con la consiguiente liberación constante de cortisol –la hormona del estrés– en la sangre, que a largo plazo causa enfermedades psicosomáticas y daños al sistema inmunológico. Pero como las investigaciones han identificado en las HSP un sistema de procesamiento sensorial más sensible ya determinado por un nivel de funcionamiento de la amígdala superior al promedio, es plausible suponer que, como hipersensibles, estamos constantemente en el límite del umbral del estrés. Incluso cuando estamos bien, cualquier estímulo adicional, que para los normosensitivos sería casi imperceptible o manejable de otra manera, para nosotros podría ser la gota que colma el vaso y nos envía a un estado de presión.

Saberlo ya es un buen principio para cambiar las cosas y prevenir el efecto.

Una elección temprana para «sobrevivir»

Ahora imagínate a un niño altamente sensible que percibe toda esa información sensorial a la máxima potencia, con una atención voraz y rápida, con pocas experiencias a las que referirse y que aún no tiene las herramientas cognitivas para manejarlo todo.

Sabemos que el tipo de familia en que crece una HSP es fundamental para el éxito de sus estrategias futuras: una infancia feliz y solidaria con este rasgo genera un adulto satisfecho, con una buena autoestima y con un buen equilibrio entre la introversión y la extroversión; mientras que una infancia difícil, en la que la sensibilidad no ha sido apreciada y valorada, o peor, en la que ha habido negligencia y falta de estimulación, crea más probabilidades de crecer introvertido, privado de algunos recursos, más vulnerable con respecto al mundo y más propenso a desarrollar un estado de ánimo depresivo y otros trastornos.

Pero debemos recordar que este proceso de reparación y refuerzo puede realizarse siempre y en cualquier caso, incluso en la edad adulta, y, si es necesario, con la ayuda de psicoterapia: ¡no lloriqueemos; al contrario, arremanguémonos!

Así que volvamos a nuestro niño hipersensible.

Si las figuras que se ocupan de él le proporcionan las herramientas adecuadas para reconocer, descodificar y etiquetar apropiadamente las percepciones, aceptando los sentimientos del niño y validándolos, más tarde tendremos un adulto completo, capaz de escucharse a sí mismo, de dar un nombre a sus propias experiencias, sin negarlas, rechazarlas o proyectarlas, y capaz de analizar con agudeza el entorno, consciente de ser, como hipersensible, un instrumento refinado, preciso y fiable.

Si, por otro lado, el entorno devalúa las sensaciones del niño, las minimiza o anula, o si el niño percibe muy pronto que ni siquiera existen las condiciones para poder expresarlas, entonces el pequeño hipersensible se encuentra en una encrucijada: confiar en sí mismo y en lo que siente o, para ser aceptado y querido, autocensurarse y, para adaptarse al entorno, convertirse en lo que los adultos quieren. No hay nada de qué avergonzarse: muchos de nosotros hemos elegido inevitablemente el segundo camino, porque como niños tenemos una necesidad vital de ser acogidos y amados.

Como resultado de esta elección inconsciente, de esta especie de compromiso o pacto con nosotros mismos, generalmente realizado a una edad temprana, decidimos la relación futura con nuestro cuerpo. Hay dos alternativas.

La primera es tratar de desconectarse del cuerpo y de sus señales para buscar una especie de anestesia para las sensaciones, experimentada como invasiva y amenazadora. Ésta, que puede parecer una buena estrategia a corto plazo, a largo plazo exige su precio: nos convertimos en personas divididas en dos, mente y cuerpo, lo que crea una sensación de fragmentación y separación de la vitalidad y de la vida misma. Elegimos ocultarnos en la mente, en los pensamientos, en las fantasías y en la imaginación, dejando al cuerpo sólo los aspectos instrumentales (uso el cuerpo) o funcionales (con el cuerpo como, trabajo, duermo...). Pero al hacerlo, cortamos las conexiones con nuestro aliado más importante, el cuerpo y sus sentimientos, y vamos por el mundo casi como autómatas. Para protegernos del dolor nos defendemos de todo, incluso del placer.

> Pasé toda la tarde con mi abuela, que había sido hospitalizada. Estaba allí, pero no me sentía allí: me daba vueltas la cabeza, me zumbaban los oídos, me sentía extraña todo el tiempo. Cuando me fui, en la calle me sentí aún peor: como si no estuviera realmente dentro de mí... Sé que es extraño decirlo... Tan pronto como llegué y abrí la puerta, mi madre me preguntó: «¿Cómo estás?», y yo estallé en lágrimas... Con fuertes sollozos, me faltaba el aliento... Tardé una hora en calmarme... No sé por qué me pasa esto, no lo entiendo, y siempre de repente.

De esta manera, como en el caso de esta chica altamente sensible, el cuerpo tiene que enviarnos mensajes muy fuertes, e incluso violentos, para comunicarse con nosotros, como en este ejemplo, o peor, con verdaderos ataques de ansiedad o de pánico, para superar la barrera defensiva que colocamos entre nosotros, nuestras sensaciones y las emociones conectadas.

La otra alternativa es retirarnos a nuestro interior y permanecer allí lo máximo posible, hundiéndonos en cada pequeña señal sensorial y emocional. En este caso estamos en contacto con el cuerpo, pero es un contacto disfuncional. La imagen que me viene a la mente es la de una persona en la cima de la torre de un castillo fortificado que examina ansiosa y continuamente el interior de las paredes, luego el exterior, luego interior y más tarde, de nuevo, el exterior para verificar si todo está bien. O si alguna pequeña cosa está fuera de lugar.

> Tú sientes hasta cómo te crecen las uñas...
> (Pareja de una mujer hipersensible)

Luego, cuando algo sucede, y siempre ocurre algo en la vida, entonces nos metemos «dentro» de esa sensación, que trae consigo emociones y pensamientos conectados, y corremos el riesgo de ahogarnos en un mar de indignación y victimización. Esta manera de funcionar es desconcertante y agota todas las energías con la esperanza de tenerlo todo bajo control. Pero es una pretensión poco realista, porque pocas cosas están bajo nuestro control, a menos que en realidad estemos encerrados en una fortaleza.

Éste es el riesgo de esta segunda estrategia: el aislamiento y el retiro en sí.

> En el trabajo, para evitar distraerme, trato de mantenerme encerrada en mí misma tanto como sea posible. Funciona durante un tiempo, pero luego comienzo a prestar atención a cada pequeña sensación: una molestia en el ojo, una pequeña punzada, el corazón late con más intensidad, y luego empieza a costarme mucho respirar y es peor que el caos que se formaría si todos los teléfonos de la oficina empezaran a sonar a la vez...

Otro aspecto que surge de la investigación sobre la alta sensibilidad es una mayor percepción del dolor. A este respecto, según mi experiencia, también debe hacerse una aclaración.

¿Realmente tenemos un umbral de dolor más bajo? ¿O tan sólo frente a la sensación de dolor, como sucede con todas las demás sensaciones, los hipersensibles no huimos, no intentamos distraernos, negarlo o silenciarlo, sino que estamos allí, sintiéndolo al máximo e intentando aprender incluso de ello? Es posible que se den ambos aspectos.

Todo está en el límite que debemos imponernos ante el dolor y nuestra capacidad para hacerle frente, es decir, para enfrentarnos a las crisis y al sufrimiento de una manera constructiva. He conocido a varias personas altamente sensibles, y yo soy una de ellas, que han pasado por experiencias físicas y psicológicas extremas, desde enfermedades debilitantes o crónicas, hasta tumores, incluso a una edad temprana, luto, accidentes... individuos que han sufrido y llorado mucho, y que se han desesperado por mantenerlo todo dentro, pero han salido de ello, en cualquier caso, como personas mejores y más conscientes, porque han sido capaces de salir de esa experiencia con la disposición exquisitamente sensible para aprender y crecer.

Creo que éste es otro gran recurso a valorar y explotar.

Los trastornos psicosomáticos

A partir de mi experiencia clínica puedo decir que somos altamente reactivos también desde el punto de vista de la salud. Diversos estudios confirman que esta predisposición es más susceptible a ciertas condiciones ambientales (consulta el capítulo «Las emociones hipersensibles»). Una de mis especializaciones es la psicoterapia psicosomática, y con mis pacientes uso el enfoque PNEI (psico-neuro-endocrino-inmunología), que examina las conexiones entre nuestros pensamientos, emociones, hormonas y sistema inmunitario: es un equilibrio delicado y complejo, una orquesta en la que cada elemento debe estar en perfecta armonía con los demás para que podamos sentirnos bien.

En mi consulta trabajo con hipersensibles que casi siempre manifiestan también trastornos psicosomáticos. La somatización es la elección instintiva de nuestro organismo para hacerse cargo de la angustia emocional o de un conflicto a través de un dolor, una inflamación, una alergia, una enfermedad. ¿Y por qué lo hace? Hay dos razones.

La primera es que nuestro organismo está biológicamente programado para la homeostasis y el bienestar: por lo tanto, la enfermedad es el intento extremo del sistema para recuperar el equilibrio, restablecer, hacer limpieza o barajar las cartas en juego.

La segunda es que con ese trastorno físico estamos expresando de manera inconsciente una incomodidad emocional que no podemos manifestar y resolver de una manera más evolutiva, a través de palabras, elecciones y comportamientos apropiados, sino que le pedimos al cuerpo que se haga cargo de ella.

Aunque he sido gerente durante veinte años y hablo en las reuniones semestrales, cada noche anterior a mi comparecencia en público tengo fiebre.

Cuando salgo con esas personas, ahora lo entiendo, siempre me acaba doliendo la cabeza.

Los días previos a un examen de la universidad, voy al baño muchísimas veces.

Los estados inflamatorios leves (fiebre leve, dolor agudo pero de corta duración), que se producen rápidamente y desaparecen con la misma celeridad, cuando no son un síntoma de enfermedades orgánicas manifiestas, pueden indicar que el sistema inmunitario ha encendido la alarma: cómo si, frente a algún hecho desafiante y que requiere unas altas capacidades (como en el caso del gerente), todo el sistema se pusiera en alerta, se preparase para el ataque o para la batalla y también activara una serie de niveles bioquímicos y hormonales, toda una serie de procedimientos listos para la lucha y la defensa.

El intestino es nuestro segundo cerebro y responde inmediatamente a la estimulación emocional. El colon irritable (con sus episodios de secreción violentos, solos o alternados con estreñimiento), la enfermedad de Chron y la colitis ulcerosa son algunas de las patologías que tienen un gran componente psicosomático. El intestino se encarga de controlar el sentimiento de culpa, el miedo, la tristeza, el disgusto, la ansiedad social y toda una serie de sentimientos «sucios» socialmente inaceptables. También nos habla de nuestra dificultad para separar lo que hay que retener de bueno y lo que, en cambio, debe de ser descartado.

Asimismo, las manifestaciones relacionadas con el estómago son recurrentes. Cuando nos enojamos nuestro estómago se cierra. Si estamos deprimidos, nos sentimos hambrientos o, por el contrario, inapetentes. Con su cometido de transformar los alimentos de sustancias complejas en sustancias más simples para luego digerirlas, el estómago nos habla de nuestra dificultad para realizar estas tareas incluso con nuestros pensamientos, situaciones y relaciones.

La gastritis, el reflujo gastroesofágico y la úlcera, con su exceso de ácido clorhídrico (la sustancia más cáustica y tóxica que poseemos en nuestro organismo y que sirve para la digestión) nos informan de que hay un exceso de energía caliente, fuerte, ardiente, que estamos usando de manera excesiva contra nosotros mismos y de modo autodestructivo, quizá por miedo o por el hábito de emplear una sana agresividad en el exterior para apoyar nuestras necesidades.

Estoy segura de que mi madre también era una persona muy sensible y que tuvo que endurecerse con los años para poder resistir. Trabajó durante treinta y cinco años en algo que odiaba, algo que sus padres eligieron por ella, por lo que se vio obligada a lidiar con números cuando en realidad ella deseaba ayudar a la gente. Sufrió una úlcera perforante durante treinta años, que la obligó a tomar muchísimos medicamentos. Luego se retiró, se dedicó a su jardín y a sus nietos y la úlcera desapareció: ¡se curó sola! Yo también me mostré incrédula, pero enseguida todo me pareció evidente. Ella sufrió mucho porque no la ayudaron a valorar su sensibilidad. Yo no quiero cometer el mismo error.

La piel también suele estar involucrada en los trastornos psicosomáticos. La piel es la pizarra en la que escribimos las cosas que no expresamos. Dermatitis atópica, urticaria, eritema, alergias, vitíligo, psoriasis, quistes sebáceos, acné, etc., muchas de estas manifestaciones se vuelven crónicas sin poder identificar el origen médico.

Pero quizá estemos buscando en el lugar equivocado. En mis años de experiencia clínica, he visto a muchas personas mejorar al aprender algunas técnicas que mostraré en la tercera parte del libro, con el objetivo de reducir el umbral de activación y restaurar un equilibrio neurovegetativo.

Siempre he tenido este problema: me sonrojo cada vez que alguien me habla, excepto con mi familia. Cuando era niña, toda mi cara ardía en llamas, y cuanto más intentaba detenerlo, más aumentaba el enrojecimiento. Después, no puedo decir cuándo, pero en algún momento, o quizá lentamente a lo largo de los años, ha disminuido hasta desaparecer. Pero sólo de la cara. Porque ahora, y también en este preciso momento lo siento, cuando hablo de mí misma, las personas me dicen que se me forman manchas rojas en la garganta y en el cuello hasta el pecho. De hecho, ahora, cuando tengo que soportar una situación a la que ya sé que tendré que exponerme, elijo una camisa con cuello ajustado para que al menos se esconda un poco.

El sistema respiratorio responde al clima del entorno en el que vivimos o trabajamos. Y no sólo hablo del grado de humedad o de la temperatura, sino también del clima emocional. Así que la rinitis, los resfriados, los dolores de garganta, la tos, la traqueítis, la faringitis con pérdida de voz y el asma nos dicen algo sobre el aire que respiramos en nuestras relaciones, sobre lo autónomos y libres somos para vivir o cómo nos sentimos sofocados por alguna presión o expectativa.

Los dolores de cabeza y las migrañas, a menudo insoportables y debilitantes, nos piden un descanso de nuestras actividades, nos obligan a detenernos, a dejar de pensar, de reflexionar, de usar la cabeza.

El sistema cardiovascular es otro espejo tan fiable como nuestro mundo emocional, y a menudo está sobrecargado de nodos y conflictos somatizantes. En cardiología se está estudiando la correlación entre la depresión y la enfermedad cardíaca y el vínculo entre el infarto y la personalidad de tipo A (competitiva, de alto rendimiento, no afectiva). Pero incluso en casos de manifestaciones más leves, el corazón con sus latidos irregulares, la extrasístole, la taquicardia y la bradicardia hablan de una dificultad para armonizar nuestro ritmo interno con el del entorno externo. La presión arterial, con sus cambios repentinos, es igualmente sensible a las emociones y a la ansiedad, y manifiesta un intento de endurecernos ante lo desconocido o ante las emociones intensas que intentamos controlar (hipertensión) o de una tendencia a ceder, a ser sumisos, remisivos frente a una realidad (presión baja).

Y también el sistema muscular y esquelético, mediante dolores, fatiga, contracturas e inflamaciones diversas, interviene de un modo agresivo para impedirnos la hiperactividad, y hace que el cuerpo hable, pidiéndonos, a través del dolor, que nos cuidemos de una manera diferente, más acogedora, más suave.

Las enfermedades autoinmunes, que son tan crecientes en los últimos años, hablan de un sistema inmune trastornado que ya no sabe reconocer al yo del no-yo, al aliado del enemigo a atacar (virus, bacterias), sino que, en cambio, se ataca al propio organismo, produciendo anticuerpos contra ciertos órganos y tejidos. Y esto a menudo trae consigo una actitud similar en la persona que las sufre.

Por supuesto, habría que hacer un tratado para cada órgano, y éste no es el lugar. Por eso, en mis sesiones siempre dedico mucho tiempo al cuerpo y a descodificar las señales que envía, porque cada uno es diferente, y el mismo síntoma, localizado en la vida específica y en la historia de una persona, tiene un significado distinto al de cualquier otro individuo. Pero en cada historia, en todos estos años, siempre he advertido que la enfermedad quiere comunicarnos algo y quiere lograr un propósito. Cuando digo propósito, no me refiero a un objetivo claramente elegido y consciente. Es un beneficio secundario e inconsciente que obtenemos de manera involuntaria al estar físicamente enfermos o sufriendo, y que nos permite satisfacer algunas de nuestras necesidades que no hemos expresado (porque no somos del todo conscientes de ello), o un cierto deseo que no nos permitimos. En cualquier caso, delegamos la responsabilidad en el médico para que se haga cargo de él y encuentre una solución alternativa que lo exprese con un lenguaje analógico, simbólico y corpóreo.

Cuando sufro un exceso de estrés, se desencadena en mí una migraña terrible y luego me desplomo. Me encierro en mi habitación toda la noche en la más absoluta oscuridad y en silencio. Renuncio a todo. A la cena, a la casa... Ya habrá alguien más que se encargará de ello y está bien así.

El beneficio secundario puede ser la necesidad de delegar, como en este caso, o una comunicación no verbal de alguna exigencia que no expresamos con palabras; o simplemente a través de un trastorno físico o una enfermedad nos sentimos más justificados para no hacer algo, nos damos el permiso de dejar ir la presa. Al descifrar este lenguaje, y al darnos los permisos que nos negamos a nosotros mismos y al reconocer los derechos que tenemos, incluso con la ayuda de un experto psicosomatista, no sólo podemos eliminar el síntoma y así disminuir el sufrimiento físico, sino también disolver el nudo emocional que lo había causado, recuperando la plenitud de vida que nos merecemos.

Y AHORA... ¡A PRACTICAR!

Si te has reconocido en cualquiera de estas manifestaciones, puedes utilizar esta autoinvestigación psicosomática para aprender a descubrir el lenguaje secreto del organismo. Sin embargo, te recomiendo que, si los síntomas son incapacitantes o recurrentes, sigas investigando, tanto desde un punto de vista médico como con un especialista en psicoterapia psicosomática y psico-neuro-endocrino-inmunología (PNEI).

Autoinvestigación psicosomática

1. No me preguntaré simplemente por qué, más bien me preguntaré por qué precisamente ahora. Debo encontrar las correlaciones de significado entre el síntoma y alguna situación que esté experimentando de una manera estresante.
2. ¿En qué ocasión hoy o en los últimos días no he escuchado esa pequeña señal que el organismo me ha enviado advirtiéndome de que estaba cerca de mi límite?
3. ¿Cuál ha sido la gota que ha colmado el vaso y ha hecho que colapsara?
4. Este trastorno, ¿qué me impide hacer? Debo encontrar relaciones causa-efecto.

5. ¿Qué me permite, en cambio, hacer, delegar o preguntarle al mundo?
6. ¿Qué espero lograr con este trastorno? Debo profundizar y pensar, sobre todo, en los beneficios psicológicos que no son del todo conscientes y convertirlos en conscientes. Puede tratarse de necesidad de atención, de descanso, de no hacer nada sin sentirme culpable, de regresar un poco a la infancia, de que mis esfuerzos sean reconocidos, de ser dispensado de otros trabajos, de la vida social o de la actividad sexual, etc.
7. ¿Cómo reacciona mi esposo / esposa / padres / hijos / jefe / amigos… cuando estoy así?
8. ¿Qué persona sería ahora sin estos síntomas? (¿qué podría hacer si estuviera libre de este dolor?).
9. ¿Qué imagen tengo de mí mismo cuando siento este malestar?
10. ¿Qué emociones siento cuando estoy así?
11. Si la parte de mi cuerpo que está somatizando (estómago / corazón / vientre / cervicales / espalda / cabeza / piel…) pudiera hablar, ¿qué me diría?

Una carta a tu cuerpo

Tómate un poco tiempo y escribe a tu cuerpo una carta de intenciones. Identifica cinco buenos propósitos que tienes la intención de mantener con respecto al cuidado y la protección amorosa de tu salud física. Revisa y redacta esta lista a menudo, que cambiará junto con tu capacidad para cuidarte.

a) Me comprometo a…
b) Voy a…
c) Prometo a mi cuerpo que…
d) …
e) …

Te invito a que utilices estas preguntas y estos ejercicios a menudo, todos juntos o eligiendo uno o más, pero hazlo cuando estés físicamente enfermo: primero, porque el organismo siempre está en el presente, y esta investigación sobre ti mismo puede dar respuestas diferentes cada vez; segundo, porque mientras más practiques para escuchar a tu cuerpo, más sencillo te resultará, y cuanto más precisas sean las respuestas, más confiarás en tu maravilloso e inteligente instrumento corporal.

La empatía y los límites

El océano también tiene fronteras.
El alma bajo la piel.
N. Travaini

Empatía: cruz y deleite de los hipersensibles

Todos los escritos que hablan de alta sensibilidad subrayan como piedra angular el fuerte impulso de empatizar con los demás, de comprender sus estados de ánimo, de anticiparse a las necesidades ajenas y de leer el lenguaje no verbal de las demás personas, por lo que captamos inmediatamente el clima emocional de cada entorno con el que entramos en contacto. La empatía se define a menudo como la capacidad de ponerse en el lugar de los demás, aunque es una definición simplista. Podemos entender algo más comparándola con la simpatía y la antipatía.

- La empatía es: «Percibo-comprendo lo que sientes, lo que piensas y lo que estás a punto de hacer, pero no está dicho que yo sienta lo mismo, que piense lo que piensas tú o que quiera actuar como tú».
- La simpatía es: «Comparto tus pensamientos y tus acciones y me gustaría hacer lo que tú haces».
- La antipatía es: «Percibo tus sensaciones-emociones y me gustaría hacer lo contrario a lo que haces tú».

Por lo tanto, vemos que la empatía es el requisito previo a todo, tanto a la simpatía como a la antipatía. Pero la empatía sola, como una competencia puramente relacional, es otra cosa y está lejos de ser simple de manejar. Una mayor empatía está vinculada a una mayor inteligencia emocional, que a su vez no es lo mismo que la inteligencia medida mediante el coeficiente intelectual.

Se ha hablado mucho sobre la empatía a nivel filosófico o social, y con respecto al término «empatía» también se han tocado territorios poco ortodoxos, confundiendo esta competencia con otros aspectos que limitan con la ciencia. En mi trabajo, por otro lado, me encanta basarme en raíces científicas sólidas, y hasta ahora se han realizado muchas investigaciones acerca de la empatía, demostrando experimentalmente que observar a un individuo que experimenta una emoción estimula las mismas áreas del cerebro que se activan cuando la persona que observa siente esa emoción. Dicho de una manera más sencilla: veo a una persona llorando, tengo ganas de llorar; veo a una persona indignada por una injusticia, me indigno; veo a un niño riendo, me hace sonreír.

Fue el neurocientífico italiano Giacomo Rizzolatti quien descubrió esto, identificando a las neuronas espejo como las responsables de esta habilidad. La resonancia magnética funcional (fMRI, Functional Magnetic Resonance Imaging) y las pruebas de neuroimagen que se utilizan actualmente en la investigación científica han identificado una región específica de nuestro cerebro que preside este fenómeno: las neuronas espejo de la ínsula anterior se activan exactamente en cantidades iguales, ya sea tanto por la experiencia directa (si yo experimento una emoción) como por la experiencia indirecta (si veo que otra persona experimenta esa emoción).

> Sólo necesito ver una ceja levantada, una mueca imperceptible para entender muchas cosas. La persona en cuestión puede que ni siquiera se dé cuenta de que ha dado tantas señales, pero las he identificado y entiendo todas.

Este sistema neuronal es lo que nos permite aprender un comportamiento sólo observándolo y poder percibir las experiencias de otras personas que interactúan con ellas. Según Rizzolatti, las neuronas espejo son el fundamento de nuestra inteligencia social y de nuestra empatía.

Pero hay más. Es el mayor o menor funcionamiento del mecanismo espejo de estas neuronas lo que determina la mayor o menor capacidad empática, y parece que la empatía tiene una base neurofisiológica.

¿Podemos suponer que, en las PAS, que han mostrado una activación superior a la media en estas áreas del cerebro, las neuronas espejo funcionan a un nivel superior?

Es sólo una hipótesis, pero sería interesante profundizar con búsquedas cruzadas. Ciertamente, afirma Rizzolatti, «la empatía deficiente proviene de un mecanismo espejo que no es del todo funcional, pero este mal funcionamiento también puede derivarse de una concentración excesiva en uno mismo, que en el lenguaje psicológico llamamos "narcisismo"». Lo que emerge de los estudios es que, como seres humanos, estamos programados para empatizar, comprender los estados de ánimo de los demás, crear similitudes entre los individuos, pero este don innato es definitivamente más pronunciado en algunas personas que en otras.

En estos individuos en los que esta tendencia es más pronunciada –¿son quizá personas altamente sensibles?–, el segundo paso, para nada obvio, será administrar esta dote para que siga siendo un recurso y no se convierta en un arma de doble filo.

> Es inútil decir que la empatía es algo bueno... ¡no hay nada bueno en sentirlo todo!

Cuanto más empáticos, más estresados

Las personas dotadas de una fuerte empatía están más estresadas, tienen más probabilidades de tener sentimientos de tristeza y son más vulnerables a la depresión.

Un nuevo estudio sugiere que un marcado talento para la comprensión de los sentimientos de los demás a veces puede ir acompañado de un exceso de estrés.

De hecho, el estudio se suma a una investigación previa que sugería la existencia de un lado oscuro de la inteligencia emocional: un estudio publicado en 2002 indicó que las personas emocionalmente más sensibles podrían ser en especial susceptibles a los sentimientos de agotamiento y ansiedad.

Para entender cuál es la relación entre la inteligencia emocional y el estrés, se necesitarán más investigaciones, pero como PAS sabemos que existe una base de verdad en este aspecto.

Todos consumimos una cantidad anormal de energía psíquica para comprender a los otros, analizar los vínculos causa-efecto en el comportamiento, anticipar los riesgos de las situaciones y reflexionar sobre las consecuencias de nuestras acciones. A menudo olvidamos que nuestro organismo tiene una cantidad limitada de recursos energéticos, como cualquier otro sistema. Recordamos recargar el teléfono móvil todos los días, ¿verdad? Sabemos que tiene una batería que se agota con el uso. ¿Por qué entonces nos olvidamos de hacer lo mismo con nosotros mismos? Si tenemos que prestar atención a todos los pequeños matices emocionales del entorno, quedará poca energía para el descanso y al final del día estaremos agotados.

Diferentes tipos de empatía

En psicología se habla de:

- Empatía cognitiva, vinculada a la comprensión conceptual de los estados mentales de los demás.
- Empatía afectiva, o la capacidad para compartir o «activar» el estado de ánimo de los demás.
- Cuidado empático, o bien el sentimiento de preocupación por aquellos que están en un estado de sufrimiento, lo que lleva a la acción para aliviar su malestar.

Son tres habilidades muy diferentes, también manejadas por distintos circuitos neuropsicológicos.

Y si muchas personas poseen la primera (puedo imaginar cómo te sientes), muchas menos poseen la segunda (me identifico y siento aquello que sientes tú) y aún menos la tercera (entiendo, siento y actúo para aliviar tu dolor).

La pregunta de dónde nos ubicamos los hipersensibles es retórica.

> Ver a las personas sin hogar en la ciudad o en el transporte público pidiendo limosna me causa mucho dolor. O finjo que no las veo, cierro los ojos, o tengo que darles algo porque parece que siento dolor físico por ellas.

Empatía y dolor

Algunos estudios recientes confirman que la empatía y la percepción del dolor son gestionadas por los mismos circuitos neuronales.

¿Qué significa en palabras simples? Que ver a un individuo que está sufriendo nos hace sentir dolor en primera persona. Los circuitos cerebrales que regulan la empatía hacia el dolor de los demás se superponen parcialmente a los que modulan la sensibilidad al dolor que se experimenta en primera persona.

Tanto es así que, si reducimos la percepción del dolor, la capacidad empática de percibir el dolor del otro también se reduce.

Varios estudios basados en el análisis de imágenes cerebrales obtenidas mediante imágenes de resonancia magnética funcional demostraron que la participación en el dolor de otros activa dos áreas: la ínsula anterior y la corteza cingulada anterior medial, que se activan intensamente incluso cuando el dolor se siente en primera persona. Este fenómeno fue considerado un indicio del hecho de que la empatía se basa en una simulación cerebral del dolor de los demás, es decir, en la evocación de la misma representación mental de la emoción con la que se empatiza, que se evoca también cuando se experimenta en primera persona.

Ésta podría ser la base neurobiológica de nuestra intolerancia como PAS a imágenes y noticias dolorosas, catastróficas o violentas, nuestra dificultad de permanecer neutrales si vemos incluso en la televisión a personas que sufren y nuestra predisposición a ser un buen hombro sobre el que llorar.

Pero existe otro papel de la empatía en cuanto al dolor. Precisamente porque existe una superposición parcial de los mecanismos neurológicos en sí mismos, crear un contacto físico empático con una persona que sufre parece funcionar como un analgésico.

> Cuando estoy enfermo, es suficiente que mi esposo esté allí conmigo, sin decir nada, y sólo con que me abrace ya me siento mejor.

Tocar, acariciar y abrazar a una persona que siente un dolor físico o mental, incluso sin hablar, comunica empatía y actúa como un analgésico, reduciendo la percepción de dolor de quienes lo sufren y aliviándola hasta que desaparece.

En el estudio publicado en *Nature Scientific Reports,* también se dice que cuanto más empática sea la pareja, más fuerte será el efecto analgésico y mayor será la sincronización entre los dos sujetos cuando estén en contacto.

¿Cuántas veces hemos dicho: «¡Después de hablar contigo, me siento mejor!». O también: «¡En cuanto te veo me sube la energía!».

Éste es otro don de las personas hipersensibles: ¡hacemos el bien!

Bien, queridas «personitas» sensibles y altamente sensibles: es un don valioso y, como tal, debe administrarse con cuidado.

El lado oscuro de ser especiales

Para citar a *Star Wars,* donde está la fuerza también está su lado oscuro. Y también la empatía y la sensibilidad tienen uno.

Casandra es un personaje de la mitología griega que a veces se menciona para hablar de las personas altamente sensibles.

De acuerdo con el mito, el dios Apolo, para ganarse el amor de Casandra, decidió otorgarle un don divino, u ofrecerle un regalo proféco. La mujer, sin embargo, una sacerdotisa virgen, una vez que recibió el don, se negó a entregarse a Apolo, quien escupió en sus labios para condenarla a que nadie la escuchara nunca. Fue Casandra quien predijo la caída de la ciudad de Troya y la que hizo todo lo posible para que los troyanos entendieran que el famoso caballo de madera no era un regalo, sino una trampa: lo sintió, lo percibió. A pesar de que nadie la creyó, continuó invocando su visión, sabiendo que estas verdades la marcarían para siempre e inevitablemente como una loca, portadora de las desgracias que veía aparecer sobre todos. Recomiendo no confundir empatía y alta sensibilidad con otros aspectos como la sensibilidad o la previsión, que no tienen nada que ver con este aspecto. La cuestión es otra.

Casandra es aquí el símbolo de la incomunicabilidad de lo que sentimos como verdad dentro de nosotros, pero también es el ejemplo de nuestra incapacidad, en ocasiones, de usar nuestros recursos adecuadamente.

La necesidad desesperada con la que en ocasiones queremos ser escuchados o entendidos es la consecuencia del hecho de que no consideramos válidos nuestros sentimientos y buscamos la aprobación del exterior. Nosotros mismos somos a menudo los primeros en no creer nuestra verdad y nos enojamos si no encontramos apoyo externo.

Pero también está la arrogancia de sentirse especiales: ¡son los demás los que están equivocados! Y ésa es exactamente nuestra herida, y darle la vuelta no ayudará.

El victimismo es otro demonio que hay que mantener a raya. La vida no va mal porque seamos hipersensibles. Las cosas no van de acuerdo con nuestros deseos porque aún no hemos aprendido a valorar y a usar bien esta función. Verse a sí mismo siempre pasivo en situaciones sólo aumenta la frustración y el resentimiento. Es diferente ser consciente de que siempre seremos, a lo largo de todas las experiencias de la vida, más delicados, más abiertos y receptivos y, por lo tanto, más necesitados de autocuidado.

El último es un aspecto que a veces se refleja en algunas personas altamente sensibles: la tendencia a justificar todo con sensibilidad.

«Me lo tomé así porque soy sensible», «Me fui porque soy sensible», «Le respondí / no le respondí así porque soy sensible», «No puedo hacer nada porque soy hipersensible». ¡Basta! Respiremos hondo y reflexionemos acerca de todo ello.

Convertirnos en personas completas y volvernos cada vez más conscientes de lo que es la hipersensibilidad y de cómo esta característica en nosotros apunta a guiarnos a ser cada vez más abiertos, sólidos y capaces de cuidarnos y responsabilizarnos de nuestras vidas. Esto significa que, si me comporto mal o lastimo a alguien, no es correcto que me justifique con mi hipersensibilidad, como si esto me diera una ventaja para decir / no decir o hacer / no hacer ciertas cosas. De la misma manera, si alguien me ofende o no me respeta, es correcto defender mis derechos sin mencionar nada más: mi sensibilidad no tiene nada que ver con eso, es una simple cuestión de respeto humano.

En mi opinión, estos aspectos «sombra» de la hipersensibilidad no se han abordado hasta el momento, ya que se ha dado más espacio a la tendencia de las PAS a sentirse mal entendidas y aisladas; no obstante, creo que es correcto considerarlos, ser conscientes de ellos y, aunque solo nos conciernan parcialmente, trabajar para suavizarlos.

Sabemos que no es fácil, es una práctica de observación constante, de «limar» los excesos y de autocentrado. Pero día tras día nos damos cuenta de que el resultado merece la pena.

Límites frágiles

> Cuando estoy feliz y mi esposa está triste, me enojo con ella porque me parece que está quitándome la felicidad.

Como PAS también somos muy permeables. Emociones, experiencias, situaciones, conflictos, creencias, juicios: parecen ser capaces de superar la barrera de nuestra identidad y estar profundamente arraigados en nosotros. Algunas veces somos esponjas, que absorbemos la atmósfera de un ambiente o el estado de ánimo de otras personas, incluso si las cosas no nos conciernen. Es uno de los aspectos más críticos de la hipersensibilidad, y debemos aprender a manejarlo y a cultivarlo a diario.

La piel del cuerpo humano es semipermeable: ni impermeable ni totalmente permeable. Es una barrera inteligente que sabe cómo seleccionar aquello que debe permitir que entre (oxígeno, hidratación, rayos UV filtrados), aquello que debe dejar salir (sudor, sales minerales, sebo) y aquello que no debe dejar salir ni entrar en absoluto. Si la piel no pudiera hacer esto, estaríamos expuestos a virus y contaminación en todo momento y al mismo tiempo moriríamos deshidratados o quemados.

Del mismo modo que hay una piel física, también hay una piel psíquica. Trabajar en los límites significa fortalecer nuestra piel psíquica, la piel de nuestra sensibilidad.

Establecer límites no significa distorsionar nuestra alta sensibilidad o volvernos duros, sino ser sabiamente selectivos sobre lo que queremos dejar entrar y lo que tenemos que dejar de lado.

Con demasiada frecuencia somos sensibles a las emociones de los demás y asumimos los problemas de los otros, porque nuestra marcada empatía nos lleva de manera automática a actuar de ese modo.

También somos sensibles a las convicciones de los demás, a las que permitimos entrar como juicios absolutos y que, de esa manera, se incrustan en nuestro interior. Pero las creencias son sólo ideas cristalizadas de una persona, son subjetivas: aprendamos a relativizar y a devolver a los demás lo que es suyo sin llevarlo dentro de nosotros. Para muchos de nosotros, éste es un legado de la infancia, cuando nuestra manera de ser no era por completo comprendida y se distorsionaba, o era menospreciada, y para ser aceptados tratábamos de «pensar como piensan los otros».

Somos sensibles a las invasiones de diferentes tipos. Nos dejamos decir qué hacer, cómo ser, qué es correcto sentir y qué no, sin poner nuestros límites, y entonces acumulamos frustraciones, hasta el extremo de dejarnos usar por nuestra necesidad atávica de sentirnos útiles.

Somos sensibles a las proyecciones de los demás y dejamos que algunas personas proyecten sobre nosotros aspectos de sí mismas que son difíciles de aceptar: como sabemos cómo estar en lado menos bello del ser humano y de nosotros mismos, a menudo nos convertimos en el involuntario cuarto de los trastos del mundo, donde los demás meten sus defectos y su lado menos bello:

> Cuando hablo con mi madre, aunque tenga razón yo, e incluso si ella me ha herido o me ha faltado el respeto lanzándome su propio estrés de manera injusta, finalmente me hago mil preguntas y me torturo pensando en lo que podría hacer para evitarlo o para hacerlo mejor.

Somos sensibles a la fascinación y a la idealización de situaciones y personas de las que podemos volvernos dependientes.

> Me atraen inevitablemente las mujeres frías, que por un lado me gustan por su imagen de fuerza y desapego, y por otro lado me lastiman una y otra vez porque son insensibles y egoístas.

Hacemos todo esto porque, como hipersensibles, nacimos con antenas muy precisas para captar los mensajes tácitos, por debajo del umbral, y como niños, esto nos ha entrenado para sentir, antes de poder hablar o tener estrategias cognitivas para contener lo que sentimos. También hemos aprendido a preguntarnos con demasiada frecuencia si nos está yendo bien o si algo va mal en nosotros y, por lo tanto, estamos más acostumbrados que otros a cuestionarnos constantemente, incluso cuando no estamos involucrados; nos preguntamos acerca de nuestras responsabilidades, incluso si no tenemos la culpa; reflexionamos durante mucho tiempo acerca de todo, porque para nosotros es importante llegar a un significado profundo; hacemos saltos mortales y, a veces, empeoramos la situación sólo para no enfrentarnos a un conflicto, porque cada desacuerdo no crea un nudo muy denso en el pecho o en la garganta.

A partir de mi experiencia, éstas son algunas de las razones por las que es tan difícil para nosotros establecer límites:

- Nos cuesta mucho decir que no.
- Nos cuesta mucho expresar desacuerdo sin sentirnos culpables.
- Nos cuesta mucho expresar preferencias.
- Nos sentimos egoístas si lo hacemos.
- Nos sentimos mal si lo hacemos.
- Nos sentimos culpables si lo hacemos.
- Tenemos miedo a la confrontación y al conflicto.
- Tenemos miedo a ser rechazados, excluidos, ignorados.
- Tenemos miedo a ser abandonados.
- Tenemos miedo a perder la imagen de personas sensibles.
- Necesitamos agradar a los demás.
- Necesitamos ser aprobados.

Todos estos aspectos se basan en tres pilares, que deberás reforzar:

- Tu autoestima como individuo, tu valor, independientemente de aquello que hagas, y el derecho a la felicidad y al éxito.
- Tu valor como persona altamente sensible.
- Tu asertividad, es decir, la capacidad de llevar a cabo tus elecciones y decir tus síes y tus noes.

Trabajar para consolidar estos aspectos es algo que implica tiempo y no se puede resolver leyendo un libro. Pero encontrarás algunas sugerencias y ejercicios más adelante.

Contraseña: contención

Me encanta esta palabra: contención. Es un concepto puramente psicológico que surge de las teorías de Winnicott, pediatra y psicoanalista inglés, y en particular de uno de sus conceptos clave: el *holding*.

To hold literalmente significa «sostener», y *holding* significa sostener con cierta continuidad y, en acepciones más fuertes, mantener encerrado, obligar. Pero en psicología este término implica habilidades muy complejas e importantes. Intentaré explicar la contención con una imagen que uso a menudo en mis cursos.

Imaginemos una botellita de agua, la de medio litro que todos guardamos en el escritorio, en el automóvil o en la bolsa. Esa botella es ciertamente un recipiente para agua, pero lo sería un vaso, incluso un cuenco, y hasta mis manos podrían serlo. Pero esa botella ejerce una buena contención del agua, algo que no consiguen los simples recipientes:

- La protege de la contaminación externa, con el plástico y el tapón.
- La protege contra la dispersión, manteniendo la superficie íntegra y el tapón en buen funcionamiento.
- La limita, ya que esa botella contiene 500 ml y no 2 litros.
- La valoriza, porque esa botella califica el agua como buena y pura y no como agua residual.

Otro ejemplo puede ser el lecho de un río: las orillas protegen el río del desbordamiento; protegen a las personas de caer en su interior; delimitan el recorrido del agua y lo valorizan haciéndolo hermoso, navegable, apto para bañarse en él.

La contención es algo que las PAS tenemos que aprender tan pronto como sea posible y cultivar durante toda la vida.

Es necesario contener las emociones cuando se descontrolan, cuando llegan a ser excesivamente intensas, cuando nos abruman, cuando en lugar de guiarnos estamos del todo a su merced. Es necesario contener las sensaciones cuando captan con tanta prepotencia nuestra atención que nos distraen de nuestras acciones. Es necesario contener los pensamientos cuando se vuelven recursivos, en exceso meditativos hasta el punto de secuestrar nuestra lucidez, evitando que tengamos comportamientos apropiados.

Winnicott describió la contención que la madre le hace al recién nacido: sostenerlo en sus brazos, a través del contacto físico, lo protege y le proporciona retroalimentación corporal para comenzar a percibir sus propios límites. Cuando la piel de la madre se encuentra con la piel del bebé, la piel psíquica de la que hablábamos antes comienza a formarse allí, y el bebé aprende a percibirse a sí mismo, a reconocerse a sí mismo, a sentirse y confiar en sí mismo y en el mundo. Incluso cuando el niño es mayor, la guía de la madre, no sólo física, sino también con palabras amorosas, palabras de estímulo (por ejemplo: «¡Qué bueno eres!», o «¡Qué hermoso es este juego que te has inventado!») constituirá una buena contención. E incluso cuando la madre diga un «no» firme a alguna petición peligrosa del niño, o diga, por ejemplo: «Ahora ya basta, no puedes comer otro helado porque entonces acabaría doliéndote la tripa, así que no insistas. Mañana, si quieres, volveremos a la heladería»... también son formas de contención. Recordemos que contener también significa evitar superar un límite peligroso o dañino para nosotros.

De pequeños, quienes nos cuidan son los que lo hacen, pero de adultos tenemos que aprender el arte de contenernos. ¿Cómo? Recordando a menudo que los sentimientos, las emociones y los pensamientos son parte de nosotros, no somos nosotros.

- Tengo un pensamiento, no soy un pensamiento.
- Tengo una emoción, no soy esa emoción.
- Tengo un dolor físico, pero no estoy totalmente invadido por ese dolor.

Al hacerlo, comenzamos, por ejemplo, a interponer una distancia entre nosotros y nuestra tristeza (que está en nuestro interior, pero no somos nosotros), podemos cuidar esa emoción espinosa, excesiva y difícil, conteniéndola como si fuéramos la madre (o el padre) de esa pequeña y delicada parte de nosotros, que en ese momento va a la deriva, fuera de control, y que está superando un límite difícil de manejar, secuestrando nuestra energía y lucidez.

Comienza a practicar las cuatro funciones de la autocontención:

1) Protege la sensibilidad del mundo exterior, cuando sea excesiva o invasiva.

2) Protege la sensibilidad del riesgo de «dar» mucho y perder energía.
3) Establece un límite a la sensibilidad cuando te identificas totalmente con un sentimiento, una emoción o un pensamiento.
4) Valora la sensibilidad, dejando de cuestionarla y considerándola como un hecho de tu ser y como un recurso.

Decir no

Decir no es una de las maneras de realizar una buena contención. Y hay que decir no tanto a ciertas solicitudes que nos llegan del exterior y que no sabemos cómo rechazarlas, aunque nos demos cuenta de que nos harán daño, como decir no a algunas de nuestras expectativas internas de ser diferentes de lo que somos. De hecho, a partir de mi experiencia, diría que la mayoría de las presiones que sentimos derivan del segundo caso.

Y para las personas altamente sensibles, expresar un no, incluso cuando tenemos buenas razones para hacerlo, no es fácil.

En su libro *Le persone sensibili sanno dire di no,*[12] Rolf Sellin atribuye esta dificultad (que no reside sólo en las HSP) a nuestra atávica necesidad humana, que existe desde tiempos prehistóricos, de pertenecer a una tribu, a un grupo, para sobrevivir, porque el individualismo y el aislamiento social nos habrían llevado a una muerte segura.

Pero, ¿cómo hemos llegado inconscientemente a relacionar el no con la exclusión?

Por desgracia, la cultura, la educación y la religión han connotado con fuerza el no, atribuyéndole diferentes significados, a menudo distorsionados. Sin embargo, el mismo Jesús dijo: «Ama a tu prójimo como a ti mismo». Así que primero debes saber amarte a ti mismo, y entonces amarás a los demás como te amas a ti mismo. ¿Por qué todo ha sido tergiversado?

---

12. Las personas sensibles saben decir no. *(N. del T.)*

Tal vez la estructura social considere una amenaza para su organización el hecho de que cada persona pueda preguntarse: ¿pero realmente quiero esto?, ¿estoy realmente bien aquí? Así que, entonces, para evitar la disidencia ante todo y la constante rebelión, a lo largo de los siglos se ha asentado la idea de que el no es negativo, egoísta y destructivo.

Sabemos bien el daño que este «lavado de cerebro» ha hecho en todos nosotros, y no sólo en los hipersensibles. El resultado es que, incluso cuando sufrimos claras injusticias, mantenemos silencio porque se nos ha atrofiado el músculo del no. Cuando nos atacan, aunque sea verbalmente, nos paralizamos en lugar de afirmar con todo el derecho: «¡No permitiré que me hables de ese modo!».

Cuando era muy pequeña se usaba una cantinela: «"No" es una palabra fea y bruta, que del remordimiento y del llanto disfruta». A veces nos la decían los adultos a los niños para hacernos obedecer. Afortunadamente para mí, que ya era una niña con un pensamiento divergente, sólo me quedaba en la mente la última palabra, «disfruta» (un verbo, disfrutar, que, sin embargo, yo no conocía), y me imaginaba una fruta suculenta para merendar. A pesar de eso, algo de aquella cantinela debe de haberse instalado en algún rincón del inconsciente, porque durante muchos años, incluso siendo ya adulta, sentí profundamente que decir no era algo malo y tuve muchas dificultades para conquistar la capacidad de expresar mi desacuerdo.

Virginia Satir, psicoanalista estadounidense, dijo que «sí» y «no» son palabras hermosas, palabras amorosas.

Sí significa: «Gracias, lo que me pides es bueno para mí».

No sólo significa: «Gracias por pensar en mí, pero lo que me pides no es bueno para mí».

Cuando leí su punto de vista, mientras estudiaba en la universidad, lloré, y me di cuenta de que algo duro y doloroso se había disuelto muy profundamente, y me sentí ligera y llena de gratitud por aquellas palabras.

Intenta detenerte por un momento, releer y reflexionar sobre ello. Nunca lo has visto desde este punto de vista, ¿verdad? De esta manera, es mucho más fácil ver que «sí» y «no» son palabras de igual valor y de idéntica utilidad, y que tienes derecho a usar ambas.

Permitirnos decir no es una habilidad que debemos adquirir las PAS, y es algo de lo que tenemos que ocuparnos todos los días, como una planta que debe fortalecerse y mantenerse en buen estado de salud.

La capacidad de expresarnos no debe ser limpiada de todas las experiencias con las que la hemos llenado:

- Sentimiento de culpa (¿qué pasará después de que yo diga no?, ¿quién sufrirá?).
- Miedo no realista (me despedirá, me dejará, no volverá a hablarme, me eliminará de su vida).
- Egoísmo (decir no es pensar sólo en uno mismo).
- Juicio (si digo que no, soy malo; si digo que no, mi amor no es lo suficientemente fuerte).
- Vergüenza (¿quién me creo que soy para decir no?).

La dificultad para decir no está también relacionada con el miedo al conflicto, al temor de que al expresar el desacuerdo se abra una brecha que nos llevará a una discusión, a una pelea, que a menudo no sabremos cómo responder con lucidez y centrados.

Por lo tanto, decir que sí a veces es un hábito vinculado a la poca capacidad para negociar los propios derechos: aunque sea más frustrante, para muchos de nosotros es más fácil ser obedientes y sumisos, mientras acumulamos resentimiento y estrés.

«No», así como «sí», y «no quiero», así como «quiero» son simplemente expresiones verbales de una de las principales necesidades del ser humano: la necesidad de ser autónomo, aseverativo, de proteger los derechos de uno y saber cómo mantenerlos.

Esta competencia comienza a formarse de pequeños, aproximadamente entre los 18 meses y los 3 años, cuando el niño, a través de sus afirmaciones y negaciones a las propuestas que le hacen los adultos, comienza a establecer su propio carácter y a medir sus propias posibilidades de acción en las relaciones: ¿hasta dónde puedo intentar llegar?, ¿hasta qué punto mamá me lo permitirá?, ¿cómo reaccionan los adultos a mis retos? La manera en que el entorno responde a estos experimentos de autonomía del niño dependerá de su impresión con respecto a la propia capacidad de imponerse.

Saber decir un «no» sincero significa saber decir un «sí» sincero. En caso contrario, nunca sabremos si somos auténticos en nuestras elecciones.

Recordemos las palabras de Satir: decir «no» sólo significa que lo que se te propone no está dentro de tus opciones en ese momento o va en contra de tus necesidades.

Puedes aprender a expresar un «no» positivo y proponer alternativas. Realiza los ejercicios específicos *(véase* pág. 97).

El miedo a los conflictos

Enfrentarse a una confrontación, una discusión, un desencuentro o una pelea es otro de los temibles monstruos de los hipersensibles.

Muchos de nosotros hemos perfeccionado las técnicas de evitación, para camuflarnos, escondernos y escapar de situaciones «eléctricas» que pueden explotar.

Por supuesto, tenemos un talento especial para identificarlas precozmente, olfateando la atmósfera tensa incluso antes de que otros se den cuenta de que algo va mal.

En cambio, otras PAS usan la «táctica de no tener tácticas» y entran a ciegas en situaciones difíciles, con la esperanza de que todo vaya bien o confiando en la sensibilidad y la empatía de otras personas que, sin embargo, en su mayoría no son altamente sensibles.

En ambos casos actuamos como animales asustados, usando sólo nuestro cerebro más primitivo, el cerebro reptiliano. Y todos sabemos que un animal asustado sólo tiene dos opciones: huir o atacar primero.

Si nos reconocemos en una de estas dos situaciones, es porque somos esclavos de este mecanismo automático y debemos recuperar la libertad de poder tomar decisiones diferentes. Podemos aprender muchas técnicas de asertividad y, de hecho, siempre aconsejo a todos que lo hagan.

Aquí describiré algunas para enfrentarse a un desacuerdo, que he experimentado y modificado con el tiempo, inspirada en el trabajo de la psicóloga Olga Castanyer.

La técnica del disco rayado

Consiste en repetir con calma, varias veces, el propio punto de vista sin participar en discusiones y sin reaccionar ante las eventuales provocaciones del interlocutor. Importante: el tono de voz y las maneras deben ser auténticos, cálidos y tranquilos; de lo contrario, corremos el riesgo de ser provocativos y aumentar la tensión.

- *¡Por tu culpa no respetamos el plazo!*
  – *Tuve que terminar otro trabajo urgente.*
- *¡Sí, pero ahora vamos muy retrasados!*
  – *Hoy he tenido que dar prioridad a otro documento.*
- *¡Siempre tienes una excusa!*
  – *Sé que puede parecer una excusa, pero repito que hoy ha sido necesario cerrar ese trabajo pendiente.*

Emplazamiento asertivo

Esta técnica es útil para nosotras, las PAS, cuando no sabemos qué responder en ese momento porque nos sentimos presionadas o invadidas por emociones o ansiedad:

- *¡Por tu culpa siempre llegamos tarde a casa de mis padres!*
  – *He tenido que terminar un trabajo.*
- *¡Sí, pero siempre tienes una excusa!*
  – *Escucha, es un tema espinoso y estamos cansados. Si lo deseas, dejémoslo de lado por un momento y lo hablamos mañana.*

Explicitar el estado de ánimo

Esta táctica se basa en nuestra habilidad natural para descodificar nuestras emociones y las de los demás.

- *¡Siempre llegamos tarde por tu culpa!*
  – *He tenido que terminar un trabajo.*
- *¡Sí, pero siempre tienes una excusa!*
  – *Pareces muy enojado, creo que es mejor hablar de esto más tarde.*

Atención: son necesarias dos condiciones para que funcione. Primera, el tono y las maneras suaves y cálidas; segunda, que el interlocutor no niegue su propio estado de ánimo y no implemente mecanismos de proyección y manipulación. En este caso, puede ser más útil y protector para nosotros responder:

- *Tu manera de hablarme es muy tensa, me gustaría discutirlo cuando ambos estemos más relajados.*

El acuerdo asertivo

Significa ceder algo de terreno al interlocutor, dejando claro que cometer un error y ser una persona buena o mala son cosas diferentes, es decir, se puede hablar sobre el comportamiento, pero no sobre la persona:

- *¡Por tu culpa no respetamos el plazo!*
  – *He tenido que terminar otro trabajo urgente.*
- *¡Sí, pero ahora vamos muy retrasados!*
  – *Te repito que hoy he tenido que dar prioridad a otra práctica.*
- *¡Siempre tienes una excusa!*
  – *Es cierto, nos retrasaremos, pero sabes que generalmente soy puntual y también quiero ser preciso sobre los plazos de entrega.*

Estas indicaciones sirven para tener más herramientas para lidiar con las situaciones, pero no tienes que obligarte a hacer o decir cosas que no concuerden contigo. Intenta, experimenta y luego decide. Lo importante es que encuentres un comportamiento asertivo que te haga sentir bien, que esté en armonía con tu ser y que no te obligue a distorsionarte.

Y AHORA... ¡A PRACTICAR!

Empatiza, pero ahorra

Comienza a pensar en términos de ahorro de energía y pregúntate en cada situación social:

- ¿Es saludable que me involucre en esta situación?
- ¿Estoy entendiendo a la otra persona o la estoy sustituyendo por mí?
- ¿Estoy empatizando con ella o asumo responsabilidades que no son mías?
- ¿También estoy considerando mis necesidades o sólo las de los demás?
- ¿Cuánta energía me consume esta relación / situación?
- ¿Puedo, en cualquier caso, permanecer centrado y cuidar mis intereses, incluso al involucrarme en esta situación?
- ¿Puedo ver cuándo excedo el límite de compromiso?

Ejercita la asertividad

Piensa en una situación en la que te sintieras invadido y no pudieras proteger tus fronteras ni respaldar tu posición. En un papel, intenta responder a estas preguntas:

- ¿Qué palabra, gesto, comportamiento en esa situación me hizo sentir invadido, herido, no respetado, pero no hice nada para expresar mi decepción?
- ¿Qué hubiera hecho o dicho si no fuera tan sensible?

Hazlo ahora. Escribe tu verdad con precisión y detalle y describe lo que querías pero no te permitiste. No te culpes porque no lo has hecho antes y sé constructivo. Para el cerebro, hacer o imaginar es lo mismo, ambas acciones activan las mismas áreas del cerebro. Así que tómate un tiempo para visualizar una nueva escena con gran detalle con los mismos actores, pero en la que te comportas como te sientas bien contigo mismo. Y recuerda: cuanto más preciso seas, más le estarás enseñando a tu cerebro una nueva alternativa de comportamiento, aunque no lo hayas puesto aún en práctica.

El «no» en positivo

William Uri, formador en el arte de la negociación, propone un esquema que es tan simple como efectivo. Y el hecho de que se hayan escrito muchos libros para aprender a decir «no» te da la medida de lo complicado que es para todos, no sólo para las PAS. Cuando desees expresar tu disconformidad con una propuesta, una solicitud o expectativa explícita:

1) Comienza con una afirmación (sí).
2) Continúa estableciendo un límite (no).
3) Termina con una propuesta (¿sí?).

Ejemplos:

1) Gracias por pensar en mí.
2) En este momento, sin embargo, no puedo adquirir otros compromisos.
3) La próxima vez, si estoy en un período más tranquilo, con mucho gusto lo haré.

Sería bueno vernos todos juntos (1), pero para mí es imposible adaptarme a los horarios que habéis propuesto (2). Si nos organizamos con tiempo podemos intentarlo la próxima semana (3).

¡Entrénate, entrénate, entrénate!

Di «no» sin decir «no»

A veces es precisamente la palabra «no» la que nos da miedo, pero hay otros términos y otras maneras de expresar un claro «no» sin expresarla de manera abierta.

Establecer límites a las solicitudes

- *No creo.*
- *Tengo otros proyectos.*
- *Tengo otros compromisos.*
- *Ya veremos.*
- *Lo pensaré.*
- *Ahora no.*
- *Prefiero renunciar antes que hacerlo mal.*
- *Prefiero... (añade lo que quieras).*
- *No, gracias (el «no» protege, el «gracias» une).*

Decir no a los comportamientos

- Espera un momento.
- No tengo ganas.
- No es para mí.
- No me va bien.
- No soy así.
- No me gusta.
- No estoy hecho para eso.
- Eso ya está bien para mí.
- Para mí es diferente.
- No es apropiado.
- Basta.

Si el «no» se dice con las entrañas

Si, como suele suceder, nuestro «no» es visceral, porque tenemos un sentimiento que nos dice que no debemos consentir pero no tenemos explicaciones racionales, simplemente no daremos explicaciones. Por lo general no se requieren, excepto por parte de nuestro sentido de culpa.

- Lo siento, no puedo.
- Lo siento, pero no quiero (sin añadir nada más).

Prepárate para el conflicto (para poder evitarlo)

Piensa en una discusión no constructiva en la que quisieras actuar de manera diferente. Cada ocasión es un gimnasio para ejercitarte.

Comunicación efectiva (describe cómo sucedió)	Reescríbelo con la técnica del «disco rayado»	Reescríbelo con la técnica «referencia asertiva»	Reescríbelo con la técnica «estado de ánimo explícito»	Reescríbelo con la técnica «acuerdo asertivo»

Las neurociencias y los nuevos descubrimientos: ¿en qué punto estamos?

Quizá no todos sepan que Carl Gustav Jung, ya en 1913, habló sobre *Sensitive People,* afirmando que hay cierta sensibilidad innata en algunas personas, lo que determina una predisposición particular a percibir experiencias de manera intensa, y que consideraba que los eventos con un fuerte impacto emocional difícilmente pasan sin dejar rastro en las personas sensibles.

En 1989, el psicólogo Jerome Kagan observó, en sus estudios llevados a cabo con más de quinientos niños recién nacidos, que uno de cada cinco reaccionaba a los estímulos de manera diferente a los demás, acuñando la expresión de «sujetos altamente reactivos». Años más tarde, Kagan también verificó que estos bebés se volvieron niños altamente reactivos, pero con una especificidad: los mismos que habían sido bebés agitados, que lloraban y se movían más, en realidad se volvieron adolescentes más inhibidos, silenciosos, cautelosos y reflexivos que sus coetáneos.

En los últimos años, la doctora Elaine Aron, en un metaanálisis de los datos de investigación obtenidos hasta ese momento, ha transformado las expresiones «personas altamente reactivas» e «inhibidas» de Kagan y Rothbart y la «timidez infantil» de Daniels y Plomin en «altamente sensibles» *(highly sensitive person),* confirmando que estos individuos representan alrededor del 20 % de la población.

La psicóloga Ilse Sand, autora de *Troppo sensibili,* plantea la duda de que este porcentaje no es preciso y lo vincula a las diferencias culturales: en Dinamarca, donde desarrolla su trabajo, afirma que la sensibilidad es muy valorada, por lo que, en su opinión, habría una proporción de personas hipersensibles mayor que una de cada cinco.

El carácter altamente sensible también se ha identificado en los animales. Los biólogos han encontrado esta característica en más de cien especies (desde moscas de la fruta hasta aves, peces, perros, gatos, caballos y primates) y, en este sentido, parece ser un aspecto innato.

La alta sensibilidad refleja tanto un funcionamiento diferente de algunas áreas del cerebro como una estrategia de supervivencia, que caracteriza a más o menos a una quinta parte de la población (aunque esta proporción podría ser en cierto sentido diferente).

Las personas con esta característica pueden procesar mayores cantidades de información sensorial: un excelente aspecto evolutivo que permite la recopilación de detalles y sugerencias ambientales sutiles. Además, este rasgo está relacionado con ciertas habilidades como la percepción superior, la inventiva, la imaginación y la creatividad.

Aron ha identificado con claridad la diferencia entre sensibilidad e introversión, que a menudo se usan como sinónimos, creando distorsiones en la percepción de lo que en realidad es la alta sensibilidad. La hipersensibilidad, según la autora, está relacionada con la introversión, pero no es lo mismo; de hecho, existen HSP extrovertidas (alrededor del 30 % de las PAS), y esto, según sus estudios, dependería de que el niño hipersensible haya sido aceptado, comprendido, apoyado y estimulado. Cuanto más suceda esto, más será un adulto equilibrado, extrovertido y feliz; cuanto más crezca el niño en un ambiente no sensible, frío o, peor, negligente o abusivo, más utilizará la retirada, la timidez y la introversión como defensa.

Ya en 1985, varios estudios comenzaron a probar la hipótesis de que esta característica es innata, debido a una neurofisiología particular de algunas áreas del cerebro, que Gray llamó sistema de inhibición comportamental, y que analizaron la importancia de las influencias neurohormonales durante la vida en el vientre de la madre.

Actualmente, los instrumentos científicos permiten investigar también el aspecto neuroanatómico y la forma de funcionamiento del cerebro, a través de resonancias magnéticas funcionales y exámenes de neuroimagen, pero aún queda un largo camino.

El funcionamiento de la PAS se caracteriza por lo que Aron define como Sensory Processing Sensitivity[13] (SPS), una elevada activación de algunas áreas específicas del cerebro (el *claustrum* derecho, el área occipitotemporal izquierda, la corteza temporal y las regiones parietales mediales y posteriores) y del hemisferio derecho. Estos resultados confirmaron en 2010 las diferencias neurológicas específicas entre las PAS y las no PAS.

Varios estudios llevados a cabo en 2013 y 2016 han incluido otra confirmación: las PAS, cuando desarrollan estímulos emocionalmente intensos (positivos o negativos), tienen una mayor activación que las no PAS de áreas del cerebro relacionadas con la conciencia, la empatía y la conducta prosocial, llevan a cabo una descodificación más profunda de las emociones de los demás (ínsula y corteza cingulada) y responden de manera más intensa a los estímulos que evocan respuestas positivas.

Para medir este rasgo, la escala de autoevaluación HSP de Aron ha demostrado con el tiempo que es una herramienta válida de *screening.*[14]

La ciencia es un proceso en progreso, y los estudios actuales se están realizando a través de la neurociencia y de la búsqueda de vínculos entre la hipersensibilidad y las características genéticas. Dos estudios encontraron algunos genes asociados significativamente a puntuaciones altas en la escala de autoevaluación de HSP. El primero, realizado en Dinamarca, encontró una asociación entre la sensibilidad y un gen transportador de serotonina, un regulador del estado de ánimo que puede desempeñar un papel importante en la depresión. De manera errónea, se pensó que la hipersensibilidad estaba relacionada con una

---

13. Sensibilidad de procesamiento sensorial. *(N. del T.)*
14. En medicina, *screening* es una estrategia que se aplica para identificar una enfermedad en personas sin síntomas de dicha enfermedad.

predisposición a la depresión, pero no es en realidad correcto: es más correcto decir que la hipersensibilidad crea una mayor susceptibilidad a condiciones ambientales buenas o adversas y sólo puede conducir de manera indirecta a problemas psicológicos. Este aspecto vinculado a la serotonina tiene algunas ventajas:

- En las actividades de toma de decisiones, las PAS son mejores porque son más «emocionalmente adversas al riesgo».
- En las tareas muy complejas con diferentes modos de descodificación son más competentes.
- En los monos *rhesus* con esta característica, se da un promedio de mayor rendimiento en una variedad de tareas de toma de decisiones.

La dopamina es otro neurotransmisor vinculado a la alta sensibilidad. Los autores de este segundo estudio encontraron un conjunto de diez genes asociados a una alta probabilidad de ser altamente sensible. Estos estudios, según Aron, proporcionan evidencias de que la sensibilidad es innata, hereditaria y tiene numerosas ventajas. Obviamente, no es posible determinar un gen de alta sensibilidad, pero otros estudios en 2011 encontraron fuertes correlaciones entre el funcionamiento de la dopamina y la alta sensibilidad.

Algunas investigaciones interesantes se centraron en otros aspectos relacionados con la alta sensibilidad. En 2014, un estudio se centró en el efecto que el aislamiento extremo tiene sobre las HSP, verificando que existe un impacto muy fuerte en los hipersensibles, tanto en términos negativos, con mayor ansiedad, como en cuanto a favorecer experiencias místicas y trascendentales.

Un estudio de 2005 afirma que las PAS son muy susceptibles a las condiciones ambientales y a ciertas dolencias en particular, como las alergias, las migrañas y la fatiga crónica, y que dicha sensibilidad y patologías también están presentes en los familiares más cercanos.

Un interesante estudio de 2012 realizado por Rizzo-Sierra y Leon-Sarmiento presenta una serie de pruebas que apoyan la existencia de una conexión entre la hipersensibilidad, el procesamiento sensorial superior, la introversión, la creatividad y una constitución física específica: el ectomorfismo. El ectomorfismo es uno de los tres tipos físicos definidos por Sheldon en 1940, a los que corresponden sujetos de extremidades largas, delgadas y delicadas, con huesos largos y musculatura fina, tórax estrecho y, en mujeres, mamas más pequeñas, que aparentan menos edad de la que tienen y con un temperamento cerebral introvertido, reflexivo, con alma artística y con tendencia a la ansiedad. Los autores de esta investigación subrayan la correspondencia entre esta constitución occidental y el somatotipo Vata de la medicina india, ya descrito en su momento también desde el punto de vista característico como similar al de la PAS.

LOS TRES SOMATOTIPOS DE SHELDON

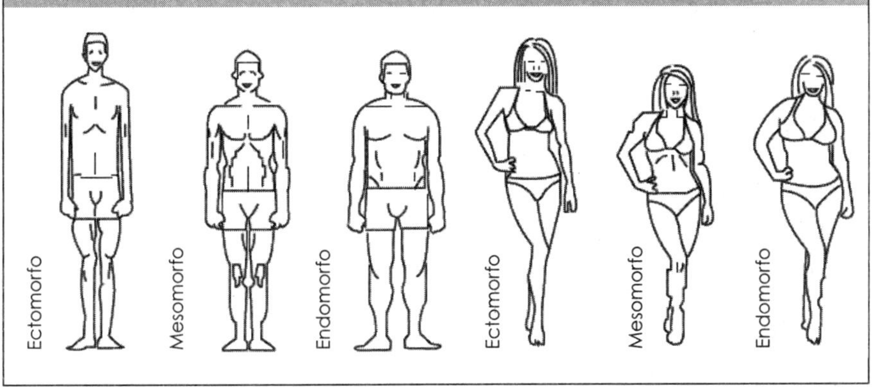

A partir de mi experiencia, he podido verificar que esta conexión entre la estructura física y la hipersensibilidad también está confirmada y es específica en algunas «armaduras musculares y caracteriales» descritas en el análisis bioenergético de Lowen, que se refieren a las mismas características físicas y de personalidad.

Finalmente, me gustaría mencionar un importante estudio de 2010 que, por primera vez, usó el *mindfulness* con PAS para reducir el estrés, la ansiedad social, aumentar la autoaceptación y la autoestima, regular la empatía y fomentar el crecimiento personal. Los resultados fueron sorprendentes: después de una práctica de ocho semanas con la técnica

MBSR, el *mindfulness* para reducir el estrés, todos los participantes destacaron, a través de cuestionarios y exámenes instrumentales, una disminución del estrés y de la ansiedad y un aumento de la sensación de bienestar y autoeficacia.

Esta mejora era definida por las PAS involucradas como medio o muy importante, y los efectos persistieron mucho más allá del final de la práctica, hasta cuatro semanas después del final del tratamiento.

Sensible en un mundo insensible

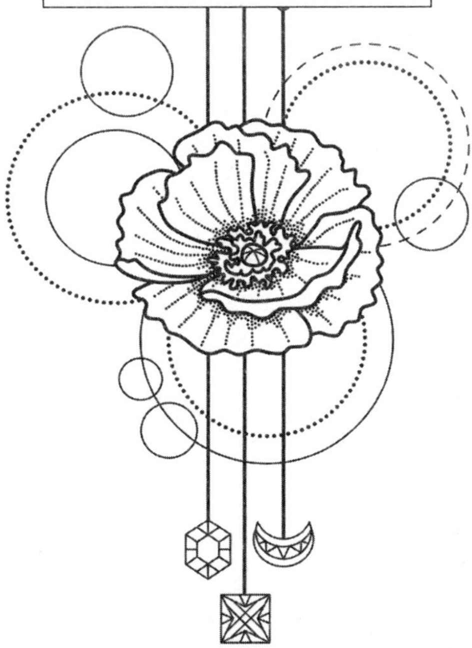

Colorea tu flor sensible

Las emociones hipersensibles

La hipersensibilidad y las emociones van de la mano. Como HSP, lo sentimos todo, mucho, siempre y, por lo tanto, también nuestros estados emocionales se amplifican. Pero escucharlos y gestionarlos adecuadamente no es lo mismo.

Puede que no lo sepas, pero como seres humanos, nacemos con un maletín de emociones básicas: significa que tenemos un paquete de emociones innatas y universales que sabemos experimentar y reconocer desde muy jóvenes.

La maleta de las emociones primarias, según los estudios bien conocidos de científicos como Ekman y Friesen, contiene: alegría, tristeza, ira, miedo, sorpresa y disgusto. Robert Plutchik, además de estas, señala otras dos: espera y aceptación. Al crecer y experimentar estas seis emociones básicas, como si fueran notas musicales, se combinan entre sí generando emociones secundarias y complejas.

Muchos de los problemas que tenemos con nosotros mismos y con los demás dependen de la incapacidad de sentir, descodificar y expresar emociones. No me refiero sólo a las PAS, sino también a muchos seres humanos, como si hubiera algún tipo de analfabetismo emocional que en algunos casos se convierte en una disfunción real que se llama «alexitimia», que es la incapacidad de darle un nombre a aquello que sentimos.

Sin embargo, los hipersensibles mantenemos una relación muy especial con nuestras emociones: las queremos, las buscamos, las captamos en el aire, las anticipamos, las magnificamos, las imaginamos, pensamos en ellas, a veces hasta las echamos de menos, las creamos, empatizamos con ellas, las sentimos con matices muy sutiles, las filtramos, las alimentamos y las hacemos perdurar en el tiempo. Todo, mucho, siempre, para bien o para mal, también es válido aquí.

Hipersensibles y alegría

La alegría produce una explosión de sustancias beneficiosas: serotonina, endorfinas, dopamina y oxitocina, sustancias útiles para nuestro organismo, beneficiosas para el sistema inmunológico y para nuestra salud en general, y también útiles a nivel psicológico porque alimentan la autoestima y fortalecen la identidad y las relaciones.

Pero la alegría para las PAS es cruz y deleite. La deseamos, la pedimos a gritos, la perseguimos y, cuando la hemos alcanzado, a menudo estamos demasiado activas y agitadas para disfrutarla y, fácilmente, se convierte en otra experiencia difícil de gestionar.

A menudo, un hipersensible, cuando está feliz, no puede dormir bien por la noche, se distrae, incluso corre el riesgo de tener accidentes menores, o se olvida de comer y de beber, y es posible que entre las sensaciones agradables también perciba una ansiedad sutil e inquietud.

> El sábado era mi cumpleaños y por la tarde recibiría los regalos de mis amigos y de mi novio. A pesar de eso, estuve ansiosa y nerviosa la mayor parte del día, y sólo al final de la tarde comencé a percibir la belleza del día y mi alegría, arruinándome una buena parte de la jornada.

Todo esto depende del hecho de que nuestro sistema nervioso altamente sensible por lo general ya está al límite del umbral de activación promedio de otras personas, y al agregar una emoción, aunque sea agradable, es fácil superar dicho límite y ser invadido por un sentido de opresión. Esto es claramente visible en los niños altamente sensibles, que se agitan incluso hasta tener arrebatos de agresión o de llanto, cuando están muy felices o hiperactivos durante los juegos. Incluso la medicina tradicional china afirma esto: el exceso de todo, incluso si es una emoción agradable como la alegría, puede provocar desequilibrios en el sistema.

Por otro lado, la ansiedad, que puede acompañar a la alegría en la PAS, puede depender de la convicción de no merecerla o de tratar de mantenerla el mayor tiempo posible, pero que no hace más que aumentar la ansiedad, dado que, por definición, toda emoción es momentánea y fugaz.

Hipersensibles y tristeza

Digamos la verdad: a los hipersensibles nos gusta la tristeza. Tendemos a asociar la tristeza con ser reflexivo, introvertido, profundo. Sí, por supuesto, muchos artistas piensan de esta manera y, de hecho, muchos de ellos han sido y son HSP.

Pero esta creencia no es del todo cierta. La tristeza es una emoción básica que tiene efectos físicos y mentales en nuestro organismo. La tristeza determina la producción de algunos neurotransmisores específicos que también cambian nuestras hormonas, generando una modificación en el ambiente interno. La tristeza está destinada a enviarnos a la autoprotección, a detenernos, y nos invita a retirar nuestras energías, porque hay algo que debe resolverse y digerirse a nivel emocional. Pero si no limitamos nuestra tendencia a abandonarnos a esta emoción, corremos el riesgo de hundirnos en ella y, a la larga, caer en un verdadero retiro neurovegetativo, hasta el aislamiento social y, en casos extremos, hasta la depresión.

Se debe hacer un discurso separado para la melancolía, que se compone de tristeza y alegría, con la que a veces nos mimamos cuando recordamos los momentos agradables del pasado. Y esto tiene que ver con nuestro enfoque romántico de las cosas que nos gustan como PAS. Pero incluso este estado mental, si no resulta en algo constructivo o en una acción creativa, debe ser contenido reforzando nuestra capacidad para poner límites.

A veces, en las largas tardes de domingo de invierno, cuando me siento un poco deprimido, pero sin una razón particular, pongo una canción en bucle y pinto: no importa lo que salga, lo importante es dar voz a ese tipo de tristeza que me muerde por dentro...

Hipersensibles e ira

La ira, una emoción que a menudo está prohibida, es reprimida o desaprobada, y tiene funciones, entre las cuales las más importantes son aquellas que nos hacen reaccionar ante una amenaza o una injusticia.

En todas las personas, esta emoción determina una serie de reacciones que deben administrarse para que la ira permanezca en un estado saludable y no se convierta en disfuncional. La ira, como el miedo, activa el sistema nervioso simpático con una serie de reacciones fisiológicas involuntarias que determinan un estado de agitación y alteración: aumento de la frecuencia cardíaca, intensificación de la sudoración, activación del comportamiento de ataque o fuga, incremento de la presión arterial, mayor velocidad de respiración, mayor sensibilidad de la piel.

A nivel psicológico, la ira, cuando se la experimenta de una manera intensa, literalmente se apodera de una cantidad de energía que por lo general utilizaríamos para otras funciones, como el razonamiento, la resolución de problemas, el comportamiento social y la atención. Muchos de los problemas de la sociedad actual se deben a la mala percepción y administración de la ira. La ira es una de las emociones más complejas de gestionar para una PAS:

- O la tememos y hacemos todo lo posible (e incluso lo imposible) para evitarla, utilizando el escape y la evitación de todas las situaciones, incluso remotamente conflictivas, como la única estrategia.
- O más bien, como pequeñas criaturas asustadas, reaccionamos de un modo exagerado ante cualquier amenaza, inconscientemente forzados a atacar por el miedo a ser aplastados.

- O, de nuevo, sucede que nuestro sistema se vuelve loco y nos bloqueamos: un estado de congelación mental y comportamental que nos bloquea frente a nuestras expresiones agresivas o las de los demás. Un poco como los animales que se paralizan fingiendo que están muertos ante una amenaza extrema.

Cuando me enfado con alguien, a menudo no sé cómo reaccionar, me encierro en mí misma, me quedo en silencio, pero por dentro me siento explotar. Y es inútil forzarme a responder o a hacer frente a la otra persona: esto sólo me provoca más pánico.

Estas tres modalidades, si son rígidas y absolutas, sólo conducen a la frustración y al enojo. Por lo tanto, debemos aprender a adoptar soluciones flexibles y creativas que protejan nuestra sensibilidad y nos ahorren energías valiosas.

Hipersensibles y miedo

El miedo es una emoción fundamental que la naturaleza nos ha dado para protegernos, haciéndonos reconocer lo que es peligroso para nosotros, tanto desde el punto de vista físico como psicológico. Es el miedo lo que nos salva si estamos caminando por un bosque y nos sorprende una tormenta. El miedo es lo que nos hace sentir incómodos y nos mantiene alerta si caminamos solos por una calle oscura de noche.

Pero cuando el miedo es provocado por situaciones no peligrosas, entonces comienza a convertirse en un problema.

Con mucha frecuencia, las personas altamente sensibles utilizamos el miedo como la única brújula para decidir si nos enfrentarnos a una situación determinada o no: a menudo hemos acumulado experiencias negativas o difíciles en el pasado y ahora usamos esta clave de lectura y la aplicamos indiscriminadamente a cada nueva experiencia.

Es el miedo el que nos hace decir que no a la invitación de una nueva persona que quiere conocernos. Es el miedo el que nos dice que debemos rechazar una tarde en un centro comercial para ir de compras. Es el miedo el que nos hace tardar en responder a ese anuncio de trabajo.

> Todavía tengo ese correo en la carpeta de borradores. Lo escribí, pero lo dejé allí. Sé que si lo envío entonces ocurrirá algo: o me llamarán y luego tendré que enfrentarme a muchos cambios y a nuevas pruebas o no me llamarán y todo seguirá igual. Tengo miedo de ambas situaciones, así que todavía no he hecho nada.

El miedo no es la realidad, sino que es una reacción emocional a cierta interpretación de la realidad. El miedo es una emoción como cualquier otra, que se neutraliza y domestica si se toma cotidianamente como una medicina homeopática. Es un tipo de vacuna: tenemos que acostumbrarnos a hacer todos los días algo que nos asuste, como si fuera un entrenamiento.

El miedo es otra emoción que, si se siente durante mucho tiempo, puede envenenar nuestro cuerpo y afectar al sistema inmunológico porque genera cortisol, una sustancia llamada «hormona del estrés» que, a largo plazo, reduce las defensas, abriendo las puertas a virus, enfermedades autoinmunes y patologías derivadas del estrés.

Hipersensibles y el asco

Recuerdo cuando estaba en la universidad y descubrí que el asco formaba parte de las emociones universales innatas y me sorprendió mucho. De hecho, el asco nos permite ser selectivos con respecto a los estímulos que nos hacen bien o que nos lastiman ya desde pequeños. Y lo hace con respecto a cosas prácticas y materiales, así como respecto a situaciones o relaciones.

El asco nos permite no envenenarnos con un plato de pescado maloliente. Y siempre es el asco el que nos permite elegir si queremos ir a esa fiesta porque la gente nos gusta o no nos sentimos cómodos.

Si somos muy sensibles, pero no nos damos cuenta de ello, siempre nos hemos juzgado no aptos y probablemente hemos desarrollado disgusto con nosotros mismos debido a que somos diferentes de la mayoría de las personas y nos sentimos incómodos en muchas situaciones. Por error, hemos dirigido el asco hacia el interior, hacia nuestra manera de ser, en lugar de hacia el exterior, hacia situaciones perjudiciales.

El asco es una herramienta emocional infravalorada que, en cambio, debemos aprender a perfeccionar para aumentar la calidad de nuestra vida, eligiendo con mucho cuidado lo que es bueno para nosotros, lo que fortalece nuestra sensibilidad y lo que nos lastima, nos puede dañar o podría reducir nuestra autoestima.

Muy a menudo, creemos que no estamos preparados para una situación en la que es probable que no nos protejamos lo suficiente o nos obliguemos a permanecer en entornos o relaciones perjudiciales para nuestra manera de ser y para nuestro sistema nervioso.

> Entonces, ¿qué debo hacer? ¿No salir más con mis amigas sólo porque no se interesan por mí, no me divierto y ya no tenemos demasiado en común?

Debemos expulsar este instrumento, que es el asco, de nuestro interior, donde lo hemos ubicado, al exterior, volviéndonos constructivamente selectivos con respecto a quién y qué queremos en nuestras vidas. Sí, sé que esta afirmación parece egoísta y que ya te sientes culpable sólo por pensar en poder hacerlo, pero debes saber que simplemente estás hablando de autoprotección, autoestima y, si quieres, «sano egoísmo».

Hipersensibles y sorpresa

Tenemos una relación ambivalente con esta emoción. Nuestro umbral de activación para los estímulos sensoriales es más bajo que el promedio y nuestra atención siempre está abierta a incorporar todo lo que ocurre en el ambiente, ya sea interno o externo. Un ruido repentino o muy intenso; un fuerte olor de alguien que nos toca involuntariamente; una luz intensa o colores intensos: es probable que todo esto nos haga saltar y distraiga nuestra atención.

Sin embargo, también es cierto que nuestro rápido pensamiento a menudo anticipa las conclusiones antes de que el otro las exponga o las consecuencias del razonamiento antes de que sean «visibles» para los demás.

> Los chistes nunca me sorprenden. Mientras me los cuentan, casi siempre sé cómo terminarán y luego tengo que fingir que me han sorprendido.

En sí misma, la sorpresa es una emoción neutra que puede disolverse en unos pocos segundos o convertirse en otra cosa, dependiendo de si lo que nos ha sorprendido es agradable o desagradable.

Ser conscientes de nuestro «umbral de sorpresa» puede resultar útil para vivir una vida mejor, incluso para quienes nos rodean. De la misma manera, reducir nuestro nivel de activación con las técnicas correctas puede hacernos más fuertes ante los estímulos repentinos.

Las emociones crean salud o enfermedad: ¡la elección es tuya!

> ¡He decidido ser feliz porque es bueno para mi salud!

Esta frase de Voltaire no es sólo hermosa e inspiradora, sino que también es una intuición ilustrada de hace tres siglos que ha sido confirmada por la investigación de las neurociencias actuales.

Los pensamientos, las emociones y las sensaciones están estrechamente relacionadas a nivel central en los procesos recíprocos del procesamiento cognitivo, y se influyen entre sí. La psico-neuro-endocrino-inmunología (PNEI) y las técnicas más refinadas de laboratorio y neuroimagen han dado a la humanidad esta contribución.

PARA EL CEREBRO HACER ES IGUAL QUE IMAGINAR

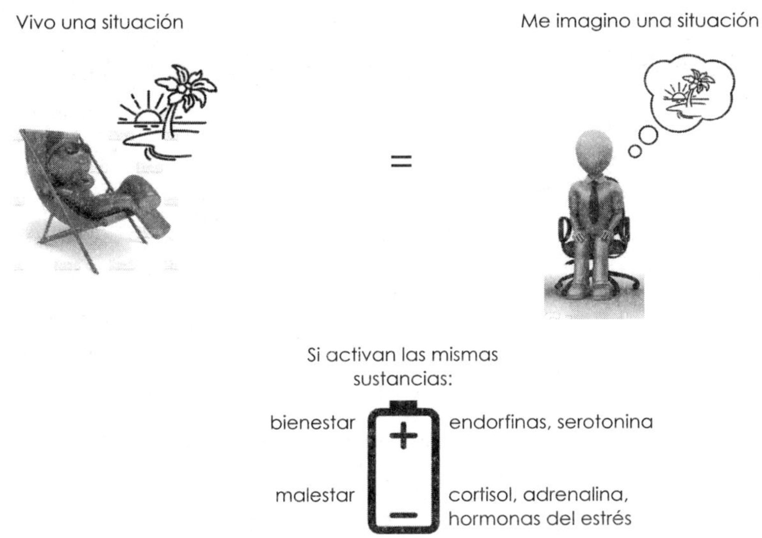

Las emociones son manejadas en el cerebro por la misma unidad (el sistema límbico), que también regula la producción de neurotransmisores, que determinan cómo pensamos y cómo nos sentimos, lo que induce a la producción de hormonas endocrinas y también regula la secreción de algunas sustancias útiles para nuestro sistema inmunológico para defendernos de las enfermedades. Muchas cosas, ¿verdad? Y todo concentrado en el volumen de una pequeña nuez, en el centro de nuestro cerebro.

Tomemos algunos ejemplos. Si me estimulo porque comienzo un nuevo curso de cocina, mi cerebro liberará dopamina, la sustancia de la motivación y el logro de objetivos, de los desafíos, los deseos y las conquistas. Cuando cocino mi primer plato y siento lo delicioso que es, mi cerebro liberará más dopamina, en función de la recompensa y la satisfacción, lo que hará que tenga ganas de continuar el curso y convertirme en un buen chef. Además, la alegría experimentada también depende de la liberación de serotonina, el neurotransmisor del placer y del bienestar, y de las endorfinas, la sustancia de la felicidad y la satisfacción relajada. En suma, ¡estaré estupendo! Y cuando estoy sereno y satisfecho, enfermo con menos facilidad. ¿Alguna vez lo has advertido?

Por el contrario, si no me gusta mi trabajo y por la mañana me levanto pensando que el día será terrible, como todos los demás días, mi sistema comenzará a producir cortisol, la hormona del estrés, para soportar la situación y defenderse, reservando energía; luego la adrenalina me hará permanecer alerta ante los problemas, y la producción de serotonina disminuirá porque le estoy diciendo a mi cerebro que hoy no hay nada bueno. Todo esto crea de manera natural un círculo vicioso, que técnicamente se denomina «sistema de *feed-back* retroactivo», lo que hace que esta situación bioquímica y cognitiva sea autosuficiente y persista en el tiempo, si no intervenimos con intención y conciencia para cambiar las cosas.

Cuando pensamos, estamos dando una orden a nuestro cerebro. Si pensamos «Hoy será un día terrible», nuestro cerebro se preparará bioquímicamente para un día terrible, liberando todas las sustancias que hemos dicho: y viviremos un día terrible, porque nos hemos programado para eso.

Otro aspecto importante es que, si estamos en un estado constante de alerta, reactividad, retirada y miedo, obligando a nuestras glándulas suprarrenales a una producción continua de cortisol, a la larga seremos más vulnerables a las enfermedades porque esta sustancia antiinflamatoria tiene un efecto depresivo en el sistema inmunológico: baja nuestras defensas. Por eso, cuando estamos tristes, desmotivados o estresados durante mucho tiempo, enfermamos con más facilidad. Entonces, ¿qué podemos hacer?

Hay un potencial interesante en nuestro cerebro que viene en nuestra ayuda: para el cerebro, imaginar o vivir una situación en realidad no es muy diferente.

Si imaginamos que estamos en nuestra playa favorita y visualizamos con cuidado los detalles visuales y auditivos e imaginamos las sensaciones físicas del contacto con la arena, el viento, el sol y el mar, se activan las mismas áreas del cerebro que se activarían si en realidad estuviéramos en esa playa.

CÍRCULO VIRTUOSO

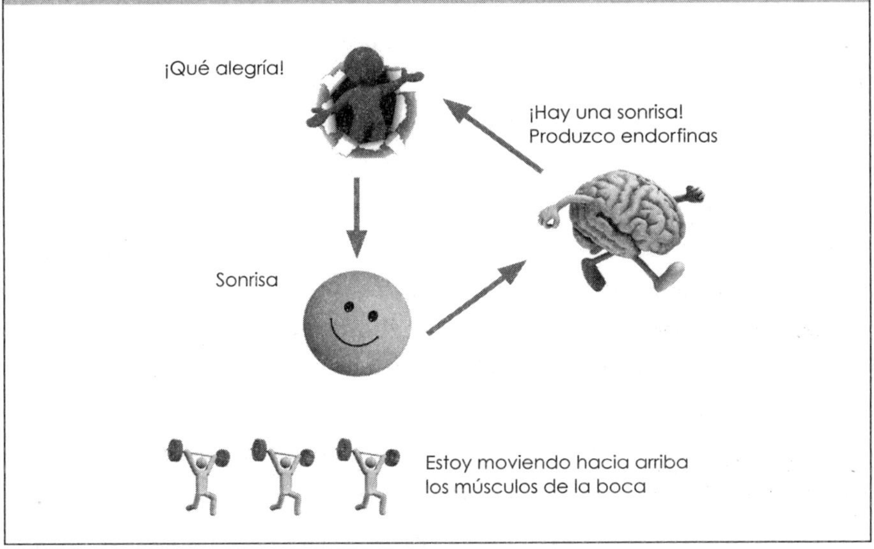

Y aún hay más. Varios experimentos han demostrado que si levantamos las comisuras de los labios usando los músculos cigomáticos, imitando una sonrisa, aunque no seamos felices por alguna razón, nuestro cerebro comenzará a producir las sustancias de la alegría. Músculos de la boca activos hacia arriba = mensaje al cerebro con independencia de la presencia de alegría. Si mantenemos esta expresión facial durante unos minutos, como si fuera gimnasia, el cerebro secretará serotonina y endorfinas, descodificando el mensaje proveniente de los receptores en los músculos faciales, sin importar si se ha experimentado la emoción o no. Además, tras la liberación de estas sustancias, en realidad habrá una modificación de la química de nuestro organismo, que afectará de un modo positivo a nuestro estado mental.

¿Magia? ¿Milagro? No, es sólo la gran sabiduría de nuestro cuerpo que debemos aprender a conocer y a administrar para nuestro bienestar.

Y AHORA... ¡A PRACTICAR!

Entrénate para reconocer las emociones

Haz los ejercicios sugeridos al final del capítulo «Distinguir situaciones, pensamientos, sensaciones y emociones».

Estimula de manera natural la serotonina

Este neurotransmisor, muy importante para nuestro bienestar, se produce en un 90 % en el intestino, nuestro segundo cerebro. Así que la primera manera de producir serotonina de un modo natural es cuidar la salud de nuestros intestinos y evitar todos aquellos alimentos o estilos de vida que alteren el delicado equilibrio.

También se ha demostrado que la serotonina se libera después de sólo veinte minutos de actividad motora leve, como una caminata rápida o una carrera ligera. Yo diría que tu felicidad puede valer veinte minutos dos / tres veces por semana, ¿qué te parece?

Asimismo, algunos alimentos facilitan la producción de esta sustancia del buen humor: como la serotonina se sintetiza a partir de un aminoácido esencial, el triptófano, todos los alimentos que lo contienen pueden ayudarnos, si no tenemos intolerancias específicas y diferentes indicaciones médicas al respecto. Aquí menciono una breve lista:

- Cacao amargo y chocolate negro (sin leche).
- Uvas.
- Quesos frescos.
- Carnes blancas.
- Legumbres.
- Semillas oleaginosas y frutos secos.
- Pescado de mar.
- Cereales integrales o semiintegrales.

- Algunas verduras (endivias, espinacas, patatas, coles, espárragos, champiñones, acelgas, lechugas).
- Entre la fruta, el plátano y la piña.

Contrarresta el cortisol de manera natural

Sin embargo, esta neurohormona, que es muy valiosa por su poder antiinflamatorio, debe estar en circulación durante un tiempo limitado y en dosis correctas durante todo el día; de lo contrario, nos enfrentaremos a diferentes problemas. Hay otra sustancia producida por nuestro organismo que es antagonista del cortisol: la oxitocina.

Es principalmente conocida por su papel como estimulador de las contracciones uterinas durante el parto. Pero la investigación ha descubierto que posee otro poder maravilloso: si es generada por la información sensorial (caricias, abrazos), tiene un efecto inmediato contra el estrés porque reduce el umbral de cortisol en sangre. La oxitocina, denominada hormona de la intimidad y de la satisfacción, se produce en las relaciones íntimas cercanas (maternidad, paternidad, amor, amistad profunda, sexualidad). Se libera en exceso durante el orgasmo sexual, pero también con contactos táctiles, como durante un masaje relajante (realizado por la pareja, pero también por un masajista profesional), acariciando o siendo acariciado por alguien o abrazando a nuestra mascota. Incluso se ha medido con precisión que un abrazo de veinte segundos es suficiente para generar un estallido de oxitocina que inmediatamente nos hace sentir bien. Estoy seguro de que todos sabemos cómo es porque lo hemos sentido. Como es evidente, la primera recomendación es abordar las fuentes de estrés siempre que sea posible y trabajar para lograr un cambio positivo, pero, mientras tanto, los abrazos, las caricias, los masajes y la intimidad sexual pueden hacer que el recorrido sea más dulce.

Practica la ciencia de la sonrisa

Cuando estás en medio del tráfico, en los tiempos muertos, mientras haces las tareas domésticas, mientras lavas el coche o haces bricolaje, en la ducha, fuerza los músculos de la sonrisa. Recuerda que el cerebro reacciona produciendo sustancias de bienestar incluso aunque no estés contento.

Personalmente lo hago a menudo en el automóvil, en los tiempos muertos cuando viajo de casa a la consulta o de un lugar de trabajo a otro: al volante pongo una sonrisa en mi cara, la exagero si me apetece, o tan sólo la insinúo, funciona igual. La mantengo durante 5 minutos, el tiempo del viaje. ¡Debes intentarlo, aunque sólo sea para observar las reacciones de los otros conductores con los que te cruces! Además, es también un excelente ejercicio recomendado contra las arrugas. Hazlo sin pensar en nada en particular, también puedes comenzar sin creértelo mucho: pruébalo y, con el tiempo, sé consciente de lo que sucede. ¡Deja que el cuerpo haga lo que puede hacer!

- Te sugiero que leas el libro *Inteligencia emocional* de Daniel Goleman.
- Te invito a que veas *Del revés,* la película de Pixar.

El tiempo libre

La diversión para los hipersensibles no es fácil. Podríamos decir que para nosotros la diversión es algo serio. La palabra proviene del latín *de-vertere,* que significa «desviar hacia otra parte». ¿El qué? ¡La atención, por supuesto! Así que, para los normales, divertirse significa desviar la atención, distraerse. Pero para las PAS esto no es tan inmediato; de hecho, se convierte en otra competencia. Si dirigimos nuestra atención a otra parte, a todas partes, encontramos sugerencias o estímulos para vivir con atención, detenernos con pensamientos o profundizar en un reflejo. Nada más distinto que relajarse, ¿no?

También tendemos a ser personas serias, a buscar profundidad en todas partes y, a veces, luchamos para atrapar la ironía en una broma o en una situación, porque nos tomamos las palabras literalmente o, si nos cuentan una historia paradójica, en lugar de reírnos, empatizamos con los personajes. Así que, de nuevo, debemos justificarnos por cómo estamos hechos y dar otro impulso a nuestra autoestima.

¡Más que divertido!

Los llamados parques de atracciones son para mí (y quizá para muchos también sensibles) lugares verdaderamente infernales. Si me regalaran una entrada, la regalaría a mi vez de inmediato; ciertamente no me sometería a un día tortuoso en medio de hileras de personas, caos, gritos, luces y sonidos extremos, para hacer cosas que me parecen incomodísimas o que me crearían semejante tensión psíquica que al día siguiente estaría hecha pedazos. Estos lugares funcionan porque proporcionan un exceso de experiencias emocionantes y desencadenan la liberación de adrenalina, algo muy agradable y, por lo general, buscado.

Pero toda nuestra vida de personas altamente sensibles es exactamente así: cada experiencia se vive como si fuera extrema y, a menudo, la sensación de estar en una montaña rusa emocional es muy frecuente para nosotros.

A menos que también seamos buscadores de sensaciones, nuestro disfrute debe ser diferente.

Si te han invitado a uno de estos parques y realmente deseas participar, puede ser bueno que te informes sobre las atracciones que habrá allí y elegir sólo algunas, alternando las actividades con una carga emocional fuerte con momentos de descompresión y descanso.

Del mismo modo, ir de compras y pasar la tarde recorriendo tiendas, *outlets* o un centro comercial podría ser una fuente de estrés para los hipersensibles. Es posible que la sobrecarga de estimulaciones no se note de inmediato, pero después de algunas horas, la PAS puede sentirse cansada o muy irritada sin razón aparente. Es una señal de que ha superado el límite.

Ir al cine o ver películas en casa en compañía es otra fuente de diversión, siempre y cuando el filme respete nuestra sensibilidad. Nunca he podido ver una película de Fantozzi en su totalidad: mi sensibilidad se ve profundamente afectada por las situaciones representadas, que para la mayoría de las personas son divertidas, mientras que para mí son una fuente de impaciencia y tristeza por la mala suerte del pobre personaje. Las películas de terror a menudo son inconcebibles para las HSP, a menos que nos obliguemos a observarlas para exorcizar nuestra sensibilidad, a costa de la hiperactivación neurológica que luego debe gestionarse. Los *thrillers* y las películas de aventuras o acción a menudo nos atraen debido a la curiosidad natural con la que estamos dotados, pero estresan a nuestro sistema nervioso. ¿Y por qué no relajarse viendo la televisión? El *zapping,* con su continua fragmentación de la atención y la velocidad del recentrado, nos ponen nerviosos en lugar de relajarnos. Sin mencionar las noticias.

La otra noche en las noticias tuve que ver un reportaje sobre el terremoto: las casas destruidas, las personas desesperadas en la calle, los niños. Me invadió un dolor muy fuerte y me saltaron las lágrimas. Pero no conseguía decir nada, ni siquiera podía agarrar el mando a distancia y cambiar de canal.

No pienso volver a ver un programa de noticias en meses. Son impresionantes, siempre hay violencia, drama, se me hace un nudo en el estómago. Incluso horas después estuve revisando mentalmente las imágenes transmitidas.

Las redes sociales (Facebook, WhatsApp, Instagram, Snapchat...) ejercen una fascinación especial para los hipersensibles. Frecuentarlas, un poco para todos y también para nosotras, las HSP, nos permite sentirnos en compañía mientras estamos solos. Y también nos permiten esa posibilidad particular de «mirar por la ventana» sin exponernos por completo. Hasta ahora todo correcto: un uso consciente y limitado de estas herramientas puede ser un pasatiempo valioso. Sin embargo, he encontrado a varios pacientes que, tarde o temprano, optan por cerrar la sesión y salir, de forma temporal o permanente, de una o todas las redes sociales.

Aunque fuera el chat de mis amigos, no podía soportar recibir todos aquellos mensajes y me salí del grupo.

Decidí dejar el grupo incluso si se hablaba de sensibilidad, porque algunas intervenciones me molestaban. Pero no tuve el valor de decir lo que pensaba y eso me molestó aún más.

El modo de comunicación en estas plataformas es rápido, superficial y no va acompañado del lenguaje corporal. A la larga, esto puede desorientar a los hipersensibles, y podemos sentirlo como algo estresante y nada divertido. Sin mencionar a los *haters,* aquellos que, ocultos en el anonimato de un teclado, insultan, critican, provocan. Ahora es un fenómeno generalizado, y una persona altamente sensible podría salir del encuentro con esta experiencia. Por lo tanto, es mejor dosificarse y protegerse de las redes sociales. Y, al mismo tiempo, es importante limitar el tiempo empleado en estas plataformas: en cualquier caso, evítalas en las horas de la noche o antes de dormir, ya que estimulan la hiperactivación neurológica.

Entonces, ¿por qué no vamos a tomar una copa a un club? ¿O a la discoteca? ¡Puede ser una buena idea! Pero a menudo nos cansamos pronto y queremos irnos a casa mucho antes que los demás. Tenemos que justificarnos, en ocasiones tenemos que inventar excusas; en otras palabras, otro estrés más. Las luces, la música a todo volumen, la cantidad de personas, los gritos, la cercanía de los individuos dentro de la sala: nuestro sistema perceptivo hipersensible siente todo esto como una fuente de estrés que hay que gestionar y aislar mentalmente para poder divertirnos, y no como parte de la diversión en sí.

Por supuesto, esto no significa que debamos llevar una vida de clausura o privarnos de ciertas experiencias, ¡nada más lejos de eso! Para hacer todo lo que deseamos, debemos conocer muy bien nuestras características altamente sensibles, reconocer nuestro límite de tolerancia y cuidarlo. Este paciente es un ejemplo:

PAS: ¡Doctora, lo conseguí! Cumplí mi sueño y asistí al concierto de Vasco Modena Park [concierto récord en afluencia de público.]
Terapeuta: ¿Y cómo fue?
PAS: ¡Hermoso! Estaba a quince metros del escenario. ¡Para mí fue una victoria personal!

El alcohol es considerado por muchos como un «aliado» de la diversión, debido a su efecto excitante en el sistema nervioso y, al mismo tiempo, desinhibido y relajante, si se toma con moderación. Pero se debe tener en cuenta el efecto que puede generar en un sistema hipersensible, que por lo general ya está por encima del umbral. En todas las personas, el alcohol suele afectar, más o menos claramente, a los órganos sensoriales, restringe el campo visual, altera la visión binocular, disminuye la capacidad de evaluar de manera correcta los sonidos y compromete el juicio. Si aplicamos todos estos procesos a un sistema neurológico hipersensible, el resultado es la perfecta receta para el desastre. Por lo tanto, es posible que si bebemos un buen vino durante una cena, pero hemos tenido un día lleno de estímulos, podamos sentirnos abrumados por una sensación de pérdida de control y de malestar general. O que una bebida tomada en un local, donde los estímulos visuales, auditivos y cinestésicos sean excesivos para nosotros, en lugar de relajarnos, nos haga sentir mal y nos provoque síntomas físicos o psicológicos como ansiedad e incomodidad por estar cerca de las personas.

Algunos estudios hablan de hipersensibilidad a la cafeína: en mi experiencia clínica he encontrado cierta variabilidad al respecto. Ciertamente, se recomienda no tomar cafeína después de la tarde para ayudar al cuerpo a prepararse para el descanso de la noche.

La PAS debe prestar más atención al consumo de fármacos y sustancias que tienen una acción sobre el sistema nervioso, ya sean psicoactivas o calmantes; por supuesto, siempre deben tomarse bajo supervisión médica, pero también aconsejo sugerir al especialista que prescriba a las PAS dosis casi «homeopáticas», para que el organismo tenga tiempo de acostumbrarse. Recuerdo a una paciente a la que el médico de atención primaria le recomendó melatonina para que durmiera mejor, pero tuvo una reacción con sólo 4 gotas (la dosis mínima recomendada) y estuvo despierta toda la noche en un estado de hiperideación que la hacía saltar de un pensamiento a otro, de un proyecto a otro.

Con respecto al abuso de sustancias, puede suceder que una persona altamente sensible consuma drogas en un intento de aliviar la sensación de agobio debida al *over-arousal* o; por el contrario, para llenar la sensación de vacío como consecuencia del *under-arousal,* especialmente si se trata de una PAS buscadora de sensaciones. Sin embargo, es poco probable que se convierta en un consumidor adicto o compulsivo, gracias a la cautela inherente de la PAS, siempre muy consciente del significado de sus acciones y sus consecuencias a largo plazo. Ciertamente, es diferente el caso en el que la hipersensibilidad coexiste con trastornos psicológicos u otros rasgos de la personalidad cuya asociación podría conducir a conductas de dependencia de sustancias.

El deporte

PAS: Cuando era pequeña hacía atletismo, era buena en la disciplina de los 2.000 metros lisos. Pero sobre todo me gustaba; mientras corría sentía mucho las piernas, el poder del cuerpo y, extrañamente, me relajaba tanto que a veces me parecía (ahora lo reconozco) que corría en una especie de trance o meditación.

Terapeuta: ¿Y todavía lo hace?

PAS: ¡No, no! Lo dejé cuando llegué a nivel regional.

Terapeuta: ¿Y por qué?

PAS: Sufría demasiada presión. Era una niña y la ansiedad me paralizaba antes de cada carrera. Pero no tuve el valor de decírselo a nadie, sentía que el problema era yo y que nadie me entendería. Así que dije que simplemente no quería correr más, y eso fue todo.

Es una lástima que esta chica que no sabía que era altamente sensible y que no recibió ayuda para controlar la ansiedad por el rendimiento, natural en ese contexto, terminara por abandonar una actividad en la que tenía habilidades y que le gustaba especialmente.

El deporte es una excelente herramienta para la descompresión física y el alivio psicológico, siempre que se realice en un entorno facilitador y no en exceso competitivo.

Para nosotros, los hipersensibles, es muy bueno sentir el cuerpo, su potencial, entrenar para alcanzar una meta, confiar en nuestras sensaciones y usarlas para sentir nuestro poder, nuestra eficacia.

Como vimos en el capítulo «Cómo siente tu cuerpo hipersensible», muchos hipersensibles escogen, sin saberlo, la opción de desconectarse del cuerpo: cuando sentir se convierte en una causa de sufrimiento, es fácil elegir, de manera inconsciente, anestesiarnos y no escuchar a nuestra a brújula, nuestro organismo.

El deporte, practicado en condiciones adecuadas para una HSP, puede ser una herramienta poderosa para ayudarnos a recuperar el contacto con el cuerpo, a descodificar el lenguaje sensorial, a medir nuestras fortalezas y nuestras energías y a aprender a familiarizarnos con la aproximación a nuestros límites de resistencia.

Al practicar un deporte con regularidad, podemos ver cuánta energía tenemos, cuándo nos cansamos, cuándo tensamos la cuerda y llegamos a nuestro límite. Estas sensaciones, que nuestro cerebro reconoce y descodifica, se convierten en una especie de manual interno que nos permite reconocer cuándo estamos cerca del colapso y cuánta resistencia nos queda, incluso durante otras actividades diarias, en el trabajo, mientras compramos, enseñándonos lentamente a cuidarnos y a no superar el límite de tolerancia para no colapsar.

Pero ¿cómo elegir?

No se trata tanto de qué deporte emprender: yoga, bioenergética, correr... El baloncesto, el fútbol, la escalada y todo lo que te guste es bueno.

Lo que importa es que se practique en las condiciones más adecuadas para un hipersensible.

A continuación menciono algunas sugerencias:

- El ritmo suave.
- La asistencia regular pero no excesiva.
- La no competitividad.
- Elige un deporte que puedas practicar en soledad o con un pequeño grupo de personas que compartan tus mismas modalidades.
- No exageres la intensidad, de modo que la actividad deportiva te deje suficiente energía para hacer otras cosas.
- Si crees que es necesario (y esto sólo puedes saberlo experimentando), descansa durante media hora después de realizar la actividad física, ya que es posible que sientas sueño o una sensación de entumecimiento debido a la liberación de serotonina; de lo contrario, es posible que te sientas abrumado y sin fuerzas al volver a las actividades cotidianas.
- Elige los deportes que puedas practicar en medio de la naturaleza. En cualquier caso, evita los entornos que sean demasiado ricos en estímulos: si vas a un gimnasio lleno de gente, con pantallas de te-

levisión y música a todo volumen, probablemente te sientas molesto. Encuentra una manera de enfocar tu atención en los ejercicios que haces y usa auriculares con música o tapones para los oídos.

- Practica deportes por la mañana temprano, si es posible, o por la tarde, pero trata de evitar los horarios de la noche para no alterar los ritmos neurobiológicos naturales de las hormonas y los neurotransmisores.
- ¡Estresarte por practicar deporte saltándote la hora del almuerzo no es una buena idea!
- Hacer actividades físicas con animales cuenta el doble: estoy pensando en montar a caballo, pero también en correr con tu perro.
- La natación es adecuada porque te pone en contacto con el elemento agua, que con sus estímulos cinestésicos te contiene y te abraza.
- Si eres una PAS *sensations seeker* y necesitas estímulos fuertes, en cambio, puede ser una buena idea ir un poco más allá y participar en objetivos que te hagan sentir tu potencia. ¡Recuerdo haber terminado el recorrido con una PAS y un año más tarde haber recibido las fotografías de ella victoriosa en una competición de triatlón!
- Y si eres muy vago, en cualquier caso, recuerda que salir a caminar treinta minutos todos los días, con tu mascota, con un amigo, con tu pareja o solo, escuchando tu música favorita, es una panacea científicamente comprobada para la salud física, que, además, alimenta la sensibilidad en todos los aspectos.

Sumergirse en el mar hipersensible

Otra fuente de placer para nosotros es la profundización voluntaria en las sensaciones y las emociones.

Poner en bucle música que nos hace llorar, mirar al mar durante horas, ver la misma película varias veces sólo porque nos toca un acorde interior decisivo, ir a un lugar lleno de recuerdos, hablar con un amigo, recordar el pasado, sentarse en el césped debajo de un árbol mirando al cielo, preparar el pastel que nuestra abuela solía hacernos de pequeños: son sólo algunas de las situaciones que se me ocurren y que a menudo buscamos intencionadamente. Es como si tuviéramos mucha necesidad de sumergirnos en el profundo mar de la interioridad para encontrarnos, regenerarnos desde el interior y regresar al mundo más fuertes y más cargados.

Lo que para los normosensibles sería una tortura inútil («Pero si te hace llorar, cambia de canción, ¿no?»), o una pérdida de tiempo («¡Pero otra vez esta película? ¡Si te la sabes de memoria!»), para las PAS es un ritual de centrado, un poco como hacen los niños que quieren escuchar el mismo cuento mil veces antes de quedarse dormidos. Sirve para reforzar todas las partes de uno mismo que se han puesto en juego y para recrear una especie de coherencia interna, de solidez.

El silencio es el mejor aliado en este proceso y la soledad es la compañera ideal.

En general, hoy en día estos dos ingredientes se consideran tabúes: las personas ya no saben cómo tolerar el silencio y lo llenan con cualquier cosa para no sentir el vacío. Y el mismo terror se siente hacia la soledad: un monstruo peligroso que debe evitarse a toda costa, incluso involucrándose en situaciones dañinas o disfuncionales, o exorcizándolo a través de las redes sociales. Pero para nosotros, los hipersensibles, son dos amigos preciados de la salud psicofísica. Sólo debemos dejar de temerlos primero y justificarlos cuando los necesitemos. Aprendemos a apreciar su función de limpieza y desintoxicación para nuestro sistema nervioso y nos los autoadministramos en dosis diarias pequeñas pero regulares para una correcta salud de nuestro estilo de vida altamente sensible.

Y AHORA... ¡A PRACTICAR!

La agenda de los espacios vacíos

Crea una agenda a la inversa. Estás acostumbrado a tener un calendario preciso de compromisos y a llenar las semanas con mil actividades obligatorias. Aprende a hacer lo mismo también con los espacios vacíos y con los momentos de descompresión. Si no proteges el tiempo que te dedicas a ti mismo, nadie lo hará por ti, y tus necesidades acabarán devoradas por la rutina y los compromisos.

Tienes que «blindarte» al comienzo de la semana o al inicio del día con momentos de descanso, sin compromisos y que puedas utilizar para divertirte, relajarte, practicar deportes o simplemente... ¡no hacer nada!

Comprométete a planificar tus no-compromisos: no es necesario que antes decidas qué harás. Tan sólo... date espacio y tiempo.

Si tienes una familia, no es imposible: juega con tus hijos para construir una «agenda de relajación», a los niños les encantan estas cosas y saben cómo respetarlas. Alterna tus espacios con los de tu pareja y crea una agenda de espacios y tiempos compartidos, de modo que, durante tu momento, tu pareja pueda ocuparse de otras cosas, y luego viceversa.

LUNES	MARTES	MIÉRCOLES	JUEVES	VIERNES	SÁBADO	DOMINGO
					¡Para mí!	¡Para mí!
		¡Para mí!				
		¡Para mí!				
				¡Para mí!		
¡Para mí!						

Las relaciones sensibles

La amistad

Como personas altamente sensibles, en general, somos muy buenos amigos. Somos fiables, sinceros, cuidamos mucho las relaciones, somos empáticos, estamos muy presentes y corremos en caso de necesidad, entendemos los sentimientos de los demás, a menudo anticipamos necesidades, somos un hombro sobre el que llorar, sabemos escuchar y dar buenos consejos porque sabemos cómo ponernos en la piel de los demás. Una PAS, si se encuentra contigo, te preguntará cómo estás y escuchará la respuesta, te preguntará si estás contento, te mirará a los ojos mientras hablas y si pones una expresión diferente se dará cuenta y te preguntará si todo va bien.

¿Dónde está la trampa?

La trampa es que a muy menudo esperamos que los demás hagan lo mismo con nosotros, olvidando que la mayoría de las personas no son altamente sensibles.

Para nosotros, la amistad es uno de los valores más altos. Definitivamente somos absolutistas con respecto a este tipo de relación. Damos mucho, a veces todo, olvidándonos de nosotros mismos. Tenemos un ideal de amistad muy alto que alcanzar y precisamente por eso puede suceder que nos sintamos incomprendidos, traicionados o decepcionados. Éste es uno de los errores que cometemos como hipersensibles: nos olvidamos de establecer límites para nosotros mismos, olvidamos que las relaciones están hechas de reciprocidad. Es natural que hagamos, brindemos, fomentemos la relación, pero olvidamos que nadie nos lo ha pedido, que nadie espera que hagamos tanto y que es algo que hacemos porque está en nuestra naturaleza. Nosotros somos así. Si no somos conscientes de esto y no establecemos límites claros, corremos el riesgo de acumular, inconscientemente, expectativas y demandas hacia nuestros amigos, y decepción si, cuando lo necesitamos, el otro está allí, pero a su manera y no a la nuestra.

A menudo nos resulta difícil expresar de manera abierta nuestro dolor y frustración por temor a la confrontación, y preferimos escapar del problema, aislarnos, encerrarnos sin dar ninguna explicación al otro. De esta manera, sin embargo, no sólo el amigo no podrá entender nuestro comportamiento y aprender para el futuro, sino que al hacerlo reforzaremos en él la idea de que somos raros, volubles, susceptibles e incomprensibles.

A menudo pienso en mi amiga Lara. También hoy. En primaria éramos inseparables. Nos escribíamos largas cartas repletas de confidencias, de ternura. Nunca olvidaba añadir a la carta un regalo: una goma del pelo perfumada, un paquete de pegatinas, un llavero pequeño... Tanto, que el sobre siempre acababa abultado y era difícil de cerrar. Cada semana, en el día señalado, intercambiábamos nuestras cartas y, aunque todos los días nos veíamos en clase, siempre teníamos mil cosas que contarnos... Sé que la vida separa los caminos de las personas de manera natural. La universidad, las diferentes ciudades... Pero estaba segura de que las dos seríamos inseparables para siempre, compraríamos juntas una casa en la playa y criaríamos a nuestros respectivos hijos.

Todo, mucho, siempre: aquí está de nuevo este mantra, que parece guiar nuestras acciones, aunque no nos demos cuenta.

El deseo de ser absoluto y profundo puede convertirnos en muy exigentes en una relación, e incluso si nuestra intención es dar, al final siempre sentimos que hemos dado mucho más de lo que hemos recibido y acumulamos resentimientos. Por lo tanto, a veces puede suceder que rompamos una relación de repente, aparentemente reaccionando de manera desproporcionada a una pequeña ofensa: el otro no entiende que eso es sólo la punta del iceberg y que nuestra frustración ha estado creciendo durante algún tiempo. De esta manera, sin embargo, corremos el riesgo de perder el contacto con la realidad: es necesario fomentar la flexibilidad en nosotros mismos y practicar para relativizar.

> Siempre soy yo quien envía el primer mensaje para saber cómo está mi amigo. Si dependiera de él, no nos comunicaríamos durante días, y luego, cuando nos vemos, es como si no hubiera pasado nada.

Es importante comprender que ninguna persona puede responder de manera plena a la necesidad de intimidad que tenemos, y debemos apreciar a cada amigo por lo que de único y precioso puede brindarnos. Aprender a tomar lo mejor de cada uno y hacer cosas diferentes con amigos distintos no es superficialidad: es realismo. Y también es el modo de aligerar las relaciones y de no cargarlas todas con demasiadas expectativas, dejando al otro la posibilidad de ser él mismo y estar cerca de él a su manera, tal vez de una forma que no conocíamos y que también podría ayudarnos a evolucionar.

> No entiendo cómo algunas personas pueden tener tantos conocidos superficiales: los amigos del gimnasio, el grupo del aperitivo de la tarde, los compañeros del trabajo, los amigos del baile, el grupo de amigos a los que van en pareja... Lo encuentro débil y superficial. Ésas no son amistades, son simples conocidos, ¡la amistad es otra cosa!

> No soporto a los que te conocen, te dicen: «Hola, ¿cómo estás?», y luego sólo hablan de sí mismos. Entonces, ¿para qué preguntan?

El almuerzo con los colegas es uno de los peores momentos para mí: todos hablan de nada, nos movemos de un lugar común a otro, de las estúpidas noticias de Facebook a las cosas que se dicen de oídas. Sólo por hacer ruido y fingir que son sociables y se interesan por las cosas, cuando en realidad están atrapados en sus propias cosas.

Estos testimonios de mis pacientes explican bien el estilo de relación hipersensible:

- Es intensivo (relación profunda con pocas personas) en lugar de extenso (muchos conocidos pero menos íntimos).
- Mira hacia la profundidad.
- Es intolerante frente a la superficialidad,
- En general, nos sentimos más cómodos en una relación de amistad uno a uno o en un grupo pequeño, mientras que en compañía de más personas a menudo nos volvemos en los invisibles del grupo, en parte debido a las dinámicas naturales, en parte porque también somos nosotros los que damos un paso atrás y nos aislamos.

Ciertamente, si queremos vivir mejor nuestra sensibilidad, debemos entrenarnos para escuchar nuestro interior también en las relaciones de amistad. Si salir con algunas personas nos hace sentir incómodos, no podemos esperar a marcharnos de allí, o incluso sentimos que no podemos ser nosotros mismos, y si esto sucede con frecuencia y no sólo una vez (cosa que puede ocurrir), aunque sean los únicos amigos que tenemos debemos detenernos y preguntarnos: «¿Es saludable que siga saliendo con ellos?», «Cuando estoy con estas personas, ¿mi sensibilidad se alimenta o sufre?».

A veces debemos tener el coraje de hacer limpieza en nuestras relaciones para crear espacio para poder conocer a personas más en sintonía con nuestra manera de ser.

Diré algo que para muchos parecerá aterrador o egoísta, pero es necesario y muy terapéutico: debemos ser selectivos en las relaciones. Nunca nos comeríamos un alimento que oliera mal, ¿verdad?

Nunca nos meteríamos algo en la boca que sabemos que nos haría daño, como un clavo oxidado recogido del suelo, ¿verdad?

¿Por qué debería ser diferente con las amistades?

Ser selectivo sólo significa esto: elegir cuidadosamente a los que son buenos para nosotros y evitar a los que nos lastiman. Tenemos el sentimiento de culpa o la idea de que al hacerlo somos egoístas: ¡es bueno tener un poco de egoísmo saludable! Se llama autoprotección. Y sólo si estamos bien, centrados, sólidos, en paz, podemos construir relaciones buenas, sólidas y pacíficas.

La pareja

Se necesitaría otro libro entero para hablar únicamente de este tema. Pero en función de mi experiencia, diría que no existe una variedad mejor o peor de pareja, sino que todas las combinaciones tienen recursos y dificultades que deben tenerse en cuenta.

Un hipersensible puede amar a otra PAS o a una persona normosensible. Incluso puede enamorarse de una persona con dificultades de empatía, una persona no sensible, por así decirlo.

No está dicho que una pareja en la que ambos sean HSP sea más duradera que una pareja mixta.

Lo que marca la diferencia es la conciencia con la que se trata a sí misma la persona altamente sensible de la pareja, cuánto respeta –y hace respetar a su pareja– la propia sensibilidad, viviéndola como una peculiaridad y un recurso y no como un problema.

Indudablemente, una pareja de PAS tendrá un terreno común de empatía, un lenguaje similar que favorece la comprensión mutua y un vocabulario emocional y sensorial en común: esto se ha demostrado, también según los estudios de Aron, como un elemento protector frente a los conflictos. Es decir, una pareja de PAS parece pelearse menos que una pareja de una PAS y de una no PAS: los malentendidos son menores, la sensibilidad es similar y la voluntad de entender al otro es más pronunciada porque uno se identifica con el otro y la empatía es mutua.

Hablamos durante horas, parece que se anticipa a mis pensamientos, vemos las cosas de la misma manera, es un paraíso.

Sin embargo, también podría existir el riesgo de que una pareja de PAS sea excesivamente autorreferida, de que se encierre en sí misma y de que cuando uno de ellos entra en crisis, el otro también se derrumbe, reflejándose en su dolor y amplificándolo, en lugar de apoyar al compañero o relativizar el problema.

Por otro lado, una pareja formada por un hipersensible y un normosensible conlleva una mayor complejidad de gestión y un mayor esfuerzo para construir una base común entre los dos mundos diferentes. La percepción de la realidad a veces puede ser profundamente divergente entre los dos miembros, y la marcada tendencia a empatizar de la PAS puede desequilibrar la relación y hacerla en particular difícil para el normosensible, si el otro miembro no desarrolla una conciencia de sí mismo y una buena inteligencia emocional. En estos casos, la PAS, para agradar o creer que es bueno para la relación, corre el riesgo de desanimarse y restar verdad a las propias sensaciones y manera de leer la realidad, tan sólo porque su pareja no la comparte. En otros casos, el riesgo recae en que la sensibilidad se vea mejorada en sus aspectos nutricionales y constructivos para la intimidad y luego se devalúe cuando explicite los aspectos difíciles de la pareja o requiera también a la pareja un crecimiento personal.

Sin embargo, esta pareja también representa, ciertamente, un extraordinario desafío evolutivo y de crecimiento interior para ambos miembros, que aprenden uno del otro a regular los pesos y las medidas, la distancia y la cercanía, limitándose entre sí en los excesos de ambos lados.

Por supuesto, el mantenimiento de la vida matrimonial no es fácil en ningún caso y requiere cuidado constante: el amor, la confianza y el respeto de las diversidades recíprocas marcan la diferencia entre una relación sana y duradera y las demás.

Todo lo que hemos dicho sobre la amistad también se aplica a las relaciones de pareja.

Cuando me enamoro me vuelvo completamente irracional... siento que mi felicidad depende del otro y me invade profundamente la ansiedad.

La tendencia a darnos sin límites, la delicadeza de las percepciones, el deseo de intimidad, la capacidad de nutrir y construir, pero también la facilidad con que nos lastimamos y la dificultad de ser comprendidos en los matices de nuestra sensibilidad son aspectos que deben ser tenidos en cuenta, tanto por nosotros como hipersensibles como por aquellos que eligen quedarse con nosotros.

La hipersensibilidad es un «paquete completo»: o tomas todo lo que contiene o la relación se complica. Una pareja HSP aporta muchos y extraordinarios recursos a la relación, pero también requiere mucho «mantenimiento».

Una PAS enamorada a menudo tiene las emociones a flor de piel, tanto las placenteras, que hacen que la relación sea cálida, envolvente, íntima, como las difíciles, que también deben ser aceptadas y contenidas en la pareja.

Una persona hipersensible sabe cómo descifrar con precisión las emociones y los sentimientos de su pareja, por lo que es necesario que esta última sea consciente de que su propio mundo interior a menudo será percibido o sacado a la luz por la PAS.

Las PAS no se toman el sexo a la ligera: para abrirnos a la intimidad debemos involucrarnos no sólo con los sentimientos, sino también mentalmente. Las personas sensibles podrían ser definidas como sapiosexuales, es decir, personas que consideran la armonía intelectual extremadamente importante para la intimidad sexual y para quienes la empatía, el intercambio cognitivo y el diálogo actúan como preliminares eróticos y amplificadores del amor.

Una PAS tiende a vivir las discusiones de una manera más dolorosa e intensa y se siente abrumada durante los conflictos: al estar muy asustada, puede volverse reactiva o encerrarse en sí misma, percibiendo internamente en cualquier caso una sensación de desmoronamiento dramático. Si el problema no se resuelve, entonces, es probable que somatice el incidente incluso durante varios días, olvidándose de cuidarse hasta que haya logrado hacer las paces.

La PAS hiperinvierte en las palabras, en el diálogo, en la comprensión, en explicar y explicarse. Es un recurso que, sin embargo, debe ser manejado de un modo consciente, y en ciertos momentos se debe limitar.

Una PAS es absolutista incluso en el amor, y tiene una visión muy romántica de la vida: quiere dárselo todo a la persona amada, pero pide lo mismo. Una relación superficial socava a la persona sensible, tanto como la gestión de más pretendientes.

A menudo, un hipersensible puede ser juzgado por una pareja que no es PAS como necesitado de atenciones continuas: en realidad, es más capaz de mantenerse en contacto con sus propias partes delicadas y vulnerables, y no se avergüenza de mostrarlas o incluso de pedir ayuda.

De la misma manera, es frecuente que el miembro hipersensible de la pareja transmita de manera involuntaria al compañero que no es PAS una sensación de expectativa de que «viaja» a su propia velocidad y profundidad, haciendo que el otro se sienta desplazado. Aron confirma que normosensible no puede funcionar como un hipersensible, pero puede acercarse más a la comprensión de las características de la hipersensibilidad y armonizarse con el otro, después de una fase de aprendizaje o de una capacitación real o impulsado por una fuerte motivación en la relación.

La PAS necesita nutrirse de diálogos profundos, saber lo que siente la pareja, «hablar de amor», reflexionar sobre la relación, incluso cuando todo va muy bien. Difícilmente una PAS oculta los problemas: si no puede hablar de una forma abierta de una molestia, serán sus maneras o su cuerpo los que hablen por ella.

Desde mi experiencia, creo que es útil tener en cuenta objetivos que la persona altamente sensible debe aplicar en la vida de pareja.

- Aprender a permanecer en pareja sin anularse, encontrando la medida correcta entre dar y recibir, entre pensar en el otro y cuidarse uno mismo.

- Abrirse sin lastimarse: depende de nosotros sentir cuándo nos estamos exponiendo demasiado y mostrando partes delicadas de nosotros mismos que el otro no puede o no sabe cómo manejar, o que incluso devalúa.
- Encontrar una buena cercanía: un poco como los puercoespines de Schopenhauer, quienes, para no sentir frío, se acercan unos a otros, pinchándose, pero que al alejarse vuelven a sentir el frío, debemos construir nuestra buena cercanía en la que podamos ser nosotros mismos, con nuestra sensibilidad, pero junto al otro.
- Aprender a gestionar la separación: una fase que para las PAS es particularmente crítica y que tienden a evitar de manera inconsciente, incluso con el coste de permanecer en una relación dañina, para no enfrentarse al doloroso proceso de separación y aceptar que esa relación haya terminado.
- Encontrar el equilibrio entre empatizar y protegerse: en la vida cotidiana o durante las crisis, aprendemos a limitar la tendencia a ponernos en la piel de los demás, cuidando nuestra sensibilidad y nuestras necesidades, para evitar colapsar saliendo de nosotros mismos por completo.
- No ser absolutistas y aceptar que ninguna pareja puede satisfacer plenamente todas nuestras expectativas y necesidades.
- Encontrar el equilibrio entre idealizar a la pareja, esperando de su parte nuestra misma sensibilidad, y la decepción.
- Aprender a pedir respeto hacia nuestra sensibilidad en lugar de justificarnos y aprender a protegernos o alejarnos de la relación si eso no sucede.
- Protegernos de los conflictos que nos agotan, aprender estrategias alternativas de resolución de problemas y elegir con cuidado las «batallas» en las que vale la pena participar.
- Encontrar el equilibrio entre percibirlo todo y dejarlo ir: el hecho de que sintamos muchos estímulos por debajo del umbral no significa que tengamos que explicarlos todos o insistir en cada uno de ellos. Aprender el arte de dejar ir, decidir en qué invertir nuestras energías y cuando ahorrárnoslas es un desafío que para nosotros, los

hipersensibles, puede llevarnos toda la vida, pero que es algo terapéutico de muchas maneras.

Éstos son los objetivos en los que trabajo, por ejemplo, en Fiorire è il fine©, mi asesoramiento individual para hipersensibles: porque el propósito del recorrido de crecimiento de la PAS no es distorsionar, ajustarse o anularse, sino, por el contrario, florecer, abrirse, volverse plenamente uno mismo.

Algunas veces he verificado que existe una propensión de las PAS a los lazos distantes o incluso virtuales, en los que hay poca o ninguna presencia física, pero mucha cercanía mental y mucha idealización.

> Estar con él me ayuda mucho: es mi mejor amigo, mi entrenador, mi novio. Y no importa si hablamos entre nosotros principalmente a través del chat y nos vemos poco.

Otro aspecto digno de mención es el caso de la PAS que ama a una pareja diametralmente opuesta en sensibilidad o incluso con problemas de empatía. Y aquí las cosas se complican.

También encuentro en esta área la gran fascinación que la personalidad narcisista, con esa aura seductora, brillante e inalcanzable, ejerce sobre las personas altamente sensibles y de la que sale la PAS, cuando logra salir, con los huesos rotos. Fascinante y rica en importantes recursos individuales, la pareja narcisista en una relación íntima, sin embargo, revela una serie de lados oscuros bastante problemáticos. He tomado prestadas las palabras de Umberta Telfener, una de las máximas expertas en este tema, quien en su *Me he casado con un narciso: manual de supervivencia para mujeres enamoradas,* explica cómo éstos se caracterizan por:

- Una percepción de la realidad autorreferida.
- Una fuerte inversión en la autoimagen.
- Una autoestima que oscila entre la grandiosidad y el desprecio.
- La fuga como autodefensa.

- La negación de la propia debilidad.
- Una empatía pobre o no genuina.
- Una dificultad para tolerar la ambivalencia típica de las relaciones largas.
- Una incapacidad para asumir la responsabilidad de la propia contribución a los conflictos de la pareja.

Podríamos decir que el narcisista representa el extremo opuesto de una PAS, la cual, inconscientemente, lo idealiza, porque ve de manera errónea en él una imagen de fuerza, frialdad e intocabilidad. Al mismo tiempo, la PAS resulta muy funcional a la dinámica del narcisista, ya que en la relación el miembro sensible tiende a compensar la falta de empatía, intimidad y conciencia del miembro narcisista, haciendo cada vez más, asumiendo responsabilidades no propias, culpándose a sí mismo y dejándose culpar, también de un modo injusto, con el fin de restablecer el clima de armonía deseado por la PAS, pero terminando por exasperarse.

Uno se pregunta en estos casos si la persona altamente sensible está recuperando un trauma antiguo sin darse cuenta, repitiendo con la pareja un modelo de apego doloroso y disfuncional experimentado en la infancia con alguna figura de referencia poco sensible, fría, distante o descuidada.

Uno se pregunta si, además del amor de pareja, está en juego el intento de reparar la falta de amor por parte de uno o ambos padres, y el esfuerzo de la PAS por hacer que las cosas vayan de manera diferente, tratando de «hacerse querer», ahora y finalmente, por una pareja en particular difícil y emocionalmente no disponible, como no había sucedido en la infancia.

Toda relación de amor entre adultos es siempre, y para todos, también un espacio importante para reparar nuestras heridas infantiles y para construir modelos nuevos y más evolucionados: porque de niños, con mamá y papá, hemos interiorizado la (su) forma de amar y, por lo tanto, nuestra impronta en el amor. Tanto la PAS como los narcisistas tienen una herida en el amor y, al mismo tiempo, tienen hambre de amor. Ambos tienen cualidades extraordinarias para establecer una relación, siempre que ambos tomen conciencia de sus propios modos automáticos y reactivos. En tales situaciones, como la pareja es un lugar constructivo y no destructivo, puede ser útil abordar estas dinámicas mediante psicoterapia.

La relación con uno mismo

Llamarla así asusta menos, ¿verdad? Estar en compañía de ti mismo. Pero al nombrarla por su propio nombre, soledad, nos asustamos y nos vemos atrapados en las peores pesadillas de abandono, aislamiento y depresión.

Nos resulta difícil considerar la relación con nosotros mismos como la primera relación fundamental que se construye sobre todas las demás. Y nos es difícil considerar que estar en soledad simplemente significa tener una buena relación con nosotros mismos, cuidarnos y tener experiencias por nosotros mismos, construirnos como individuos completos, consolidar nuestra autoestima y sentido de autoeficacia.

Estar en compañía de uno mismo es una fuente profunda de nutrición y regeneración para las PAS, y no tiene nada que ver con el aislamiento, en el que a veces nos deslizamos por otras razones.

Debemos aprender a utilizar la soledad como si fuera nuestra sala de juegos y escondernos allí cuando sentimos la necesidad sin culparnos o avergonzarnos.

Muy a menudo escucho a personas en mi consulta que me dicen que se sienten incompletos sin un compañero. Otras personas desearían tener experiencias en solitario (ir al cine, a una exposición o de vacaciones durante unos días sin compañía), pero no lo hacen por temor a ser juzgados por los demás o por la extraña creencia de que si estoy solo significa que no soy una persona normal, no soy digno de ser amado, tengo mala suerte, y así sucesivamente. Que estés solo no quiere decir que no tengas a nadie en el mundo.

En algunos idiomas existen expresiones que dan buena riqueza psicológica y variedad de matices a la palabra «soledad». En inglés, está la bella expresión *on my own,* «por mi cuenta». En portugués, *saudade,* un sentimiento nostálgico de melancolía, de gusto romántico por la soledad, acompañado por un intenso deseo de algo ausente. En alemán, *Waldeinsamkeit,* la sensación de estar solo en un bosque. En finlandés hay también una palabra, *kalsarikännit,* para definir el gusto de beber vino solo en casa. Nuestra cultura europea, a diferencia de la estadounidense, se basa en un ideal romántico y creativo de la soledad (los poetas románticos, los bohemios) que forma parte de nuestro bagaje cultural y psíquico. «En la imaginación colectiva, la soledad indica la dificultad de compartir con los demás y, por lo tanto, un problema, más o menos serio, en cuanto a socialización. Pero en la realidad psíquica, la capacidad de permanecer en compañía de uno mismo es el resultado de escuchar el propio mundo interior, y se alcanza con experiencia y sabiduría», confirma la psicóloga Sale Musio, que ha estudiado a fondo la personalidad creativa. La capacidad de estar solo es un requisito indispensable para el equilibrio emocional y la salud mental.

Hay nuevos estudios sobre la sensación de aislamiento que afirman que, en dosis modestas, debemos recibirla con alegría. «Mientras podamos hacer lo que deberíamos hacer, es decir, mantenernos en contacto con la gente, la sensación de aislamiento es algo positivo», explica la psicóloga alemana Maike Luhmann, «porque es una señal enviada por nuestra psique para advertirnos de que hay algo que no funciona».

La empatía, el altruismo natural de los hipersensibles y nuestra tendencia a dar nos empujan a atender las necesidades de los demás como si fueran nuestras, a menudo causándonos una especie de ceguera. Estar en compañía de nosotros mismos es, por lo tanto, una excelente solución para calibrar la brújula interna según nuestras necesidades, ajustar el umbral de activación neurológica, limpiarnos del exceso de estímulos, dejar que nuestras experiencias se calmen y dar tiempo a nuestro sistema para reenfocarse.

Y AHORA... ¡A PRACTICAR!

Entrénate con los ejercicios de los capítulos:

- *«La empatía y los límites».*
- *«La disciplina de la atención».*
- *«La descompresión del cuerpo».*

Entrénate en la relación contigo mismo

- En lugar de pasar muchas horas sólo de vez en cuando, trata de tomarte un tiempo cada día para estar con contigo: sólo media hora, una hora si puedes, sin ordenador ni teléfono móvil ni televisión.
- Comienza a vivir pequeñas experiencias por tu cuenta, no grandes cosas: recados, compras.
- Fíjate en si tu necesidad de estar con alguien está más presente cuando tienes experiencias placenteras o desagradables.
- Fíjate en cuántas personas están solas: en bares, en restaurantes... Míralas sin prejuicios, como si fueran maestros de los que aprender.
- Observa cómo el sentimiento de ser observado o juzgado por otros no es real, sino que deriva más que nada de un juicio interno que te haces a ti mismo y de una mirada devaluada.
- Cuando te sientas preparado, trata de elevar el listón: elige una película para ver en el cine, a una hora y en un día no muy concurridos, y ve por tu cuenta para disfrutar de la proyección; ves al mar un día, solo, con un libro; y por qué no, si lo deseas, intenta almorzar o cenar solo en un restaurante: notarás un mundo maravilloso dentro y fuera de ti que siempre has temido y que, en cambio, es una fuente de gran inspiración.

La comunicación sensible

Trata de mantener un diario de comunicaciones difíciles con tus seres queridos.

¿Con quién tuvo lugar la comunicación? ¿Sobre qué tema? Descríbelo	Con mi marido en la elección de vacaciones...	¿Cuál ha sido la dificultad?	¿Qué querías realmente de la persona y de la comunicación?	¿Qué has obtenido realmente?	¿Qué quería realmente la otra persona? ¿Qué ha obtenido?
¿Cómo te sentiste durante y después?					

El trabajo y la sensibilidad

Una coexistencia difícil

Varios autores han destacado las dificultades del rasgo hipersensible para adaptarse a ciertos entornos laborales: a menudo, el entorno de trabajo se percibe como un escenario hostil y complejo. La competitividad, la rigidez estructural, las evaluaciones profesionales, pero también los sonidos continuos y las conversaciones forzadas nos agotan mentalmente, extinguiendo nuestras energías. Pocas veces se aprecian nuestras habilidades excepcionales que, con mayor frecuencia, en ciertos entornos, se devalúan y se consideran límites a la productividad.

Es una realidad que el ser humano debe estar en las mejores condiciones de facilitación para rendir al máximo, y esto es aún más cierto en las PAS.

> A menudo, desde el domingo por la noche me siento atrapado por una especie de malestar, una mezcla de ansiedad, de querer estar escondido, y de nostalgia... Se me hace un nudo en el estómago. Los lunes mis amigos se muestran indiferentes, pero siento que para mí es algo distinto. Y no puedo hablar con ellos, se burlarían de mí...

Sensibles al caos

Un ambiente laboral ruidoso y caótico con una iluminación excesiva o donde la interacción personal es continua y en varios niveles (cara a cara, teléfono, correo electrónico) causa una sobreexcitación en nuestro sistema neuronal. Como resultado, nos sentimos más cansados, física y emocionalmente, que los demás debido al esfuerzo continuo por adaptarnos a un contexto que no es favorable a nuestras características.

> La oficina de espacios abiertos me irritaba muchísimo, no podía concentrarme por culpa de las voces, los teléfonos, el paso constante de las personas. Al final, me animé y escuché mi necesidad: cuando necesito silencio y concentración, tomo mis cosas y me traslado a la sala de reuniones o a cualquier otro despacho libre durante el tiempo que necesito para trabajar.

Sensible a las necesidades sumergidas

Otro factor crítico es que la PAS puede anticipar muchas necesidades que surgen en el entorno laboral: nuestra empatía y nuestra habilidad aguda para observar nos permiten captar las señales de necesidades o preguntas que aún no son explícitas. Somos como un radar: cualquier alteración, mal funcionamiento o problema en el lugar de trabajo se capta por adelantado. Esto a menudo nos lleva a estar en un estado de constante alerta y ansiedad y a asumir las responsabilidades de los demás. No lo hacemos porque necesitemos agradar a los demás, sino porque entendemos que debe hacerse. A la larga, sin embargo, esto puede hacernos sentir abrumados.

> Guardo correos electrónicos durante días, especialmente si tengo que responder correos difíciles, en los que detecto peticiones tácitas o implícitas... Escribo y reescribo la respuesta varias veces antes de enviarla y, mientras lo hago, siempre siento un poco de agitación.

Todas las personas necesitan sentirse valoradas en su trabajo para ser productivas y dar lo mejor de sí mismas. Las personas altamente sensibles necesitan algo más: un hábitat real donde puedan florecer y sentirse emocional y psíquicamente bien para ser productivas y creativas. Todos nosotros debemos crear estas condiciones de facilitación, evaluando en qué medida el entorno profesional está en armonía y qué margen existe para poder realizar algunos cambios que ayuden a nuestra productividad y nuestro bienestar.

Sensible a la exposición excesiva

A menudo estamos atrapados en una especie de inercia y miedo a exponernos. Esto puede suceder si estamos buscando un trabajo, o incluso si ya estamos trabajando y simplemente tenemos que hacer algo nuevo o más desafiante que se salga de la rutina cotidiana. Sin mencionar que a veces tenemos que enfrentarnos a los colegas o al jefe.

> Iba a llevar el currículum a una agencia donde trabaja un amigo mío. Me acerqué y vi que mi amigo no estaba en la oficina, sino su hermano. No entré. Ni siquiera pregunté cuándo podría encontrar a mi amigo. Algo se bloqueó en mi interior y automáticamente di media vuelta y me fui a casa.

Sensibles al poder

A veces nos paraliza el hecho de tener que relacionarnos con alguien que tiene autoridad o que creemos que la tiene, por lo que nos arriesgamos a ser complacientes o sumisos y, a veces, a negar nuestros propios derechos.

> Quería hablar con mi jefe para ver si me renovarían el contrato. Tuve que esperar al momento adecuado, unos días, y luego miré sus horarios. Aquella tarde no hice mucho porque lo estaba esperando ansiosamente.
>
> Me preparé el principio, la primera frase, de lo contrario me quedaría atascado. Y luego fui a verlo [...].
>
> Descubrí que puedo hacerlo, que puedo plantear una solicitud y que existo, que no soy un número... que puedo hacer oír mi voz. Me gustó mucho.

Sensible a los roles

No sólo a los de los demás. A menudo nos olvidamos de jugar un papel nosotros mismos. Y tendemos a asumir eventos exclusivamente personales. El rol es un conjunto de habilidades y conocimientos que nos protegen de una inversión personal excesiva: es como un uniforme, un vestido que ponernos y quitarnos que nos permite recordar los límites.

Sensible a las evaluaciones

Hay profesiones que cada seis meses o menos someten a evaluación a cada empleado. He visto enfermedades recurrentes y somatizaciones puntuales cerca de estos eventos, crisis de ansiedad, insomnio, gastritis, etc. Si no desarrollamos la autoestima, el centrado y la asertividad, podemos ser fácilmente víctimas de este mecanismo y podemos hacernos mucho daño desde el punto de vista de la salud tanto física como psicológica.

Valorar nuestras peculiaridades

A partir de mi experiencia clínica, me gustaría confirmar que los entornos de trabajo excesivamente competitivos, evaluativos e individualistas crean condiciones desfavorables para el bienestar de las personas hipersensibles. De manera similar, los lugares de trabajo alienantes, altamente mecanizados o muy caóticos pueden significar problemas para nuestra sensibilidad. Sin embargo, estas afirmaciones no deben generalizarse: muchas HSP que han trabajado en ellas mismas, que son sólidas y están centradas, o que han experimentado experiencias nutritivas y han reforzado su autoestima en la infancia y en la edad adulta, pueden y están satisfechas desempeñando roles de alto rendimiento y estresantes, porque viven su profesión como un estímulo para el crecimiento personal y los desafíos laborales como retos para ellas mismas. Todo depende, nunca me cansaré de repetirlo, de cuánto cuidamos nuestra sensibilidad y cuánto la usamos como un don, incluso en el trabajo.

En este sentido, no es raro encontrar gerentes y líderes empresariales hipersensibles: naturalmente, su estilo de liderazgo en pocas ocasiones será autoritario, sino que con mayor frecuencia se basará en otras características, no menos funcionales, como la empatía, compartir y la creación de un buen equipo de trabajo.

Según Goleman hay seis estilos de liderazgo:

- **Líder visionario**, que comparte con sus empleados la misión y la visión, el objetivo final, y crea un clima particularmente positivo en la empresa.
- **Líder *coach***, que crea una conexión entre la misión de la empresa y las necesidades y valores del trabajador individual, mejorando el personal.
- **Líder democrático**, que valora a todos los empleados, busca el apoyo o el asesoramiento antes de tomar decisiones y crea un entorno participativo, que faculta y mejora a cada miembro del equipo.
- **Líder social**, cuyo objetivo es crear armonía en el equipo y en las relaciones.
- **Líder timonel**, un precursor, el que tira del grupo y se centra en la meta.
- **Líder autoritario**, una persona que prefiere hacerse respetar por el personal que ser admirada. Impone la visión, crea explícita o implícitamente asimetrías sensibles en las relaciones, no acepta respuestas. Motiva al personal de manera coercitiva («No acepto los errores, de lo contrario…»), crea un clima empresarial en el que los individuos con dificultad asumen la responsabilidad por temor a decepcionar al líder.

A menudo me he encontrado con líderes hipersensibles, pero naturalmente formaban parte de las primeras cuatro categorías y no intentaban distorsionarse tratando de ser de otra manera.

Recuerdo a un gerente PAS, director de una gran compañía, que antes de cada nueva adquisición empresarial pasaba en persona un tiempo en la nueva fábrica que iba a ser absorbida:

Para mí no es perder el tiempo. Paso un día entero caminando entre los empleados, escuchándolos, observando cómo trabajan; quiero conocer a los gerentes, hablo mucho con los dueños. No me interesa tanto revisar los presupuestos, para eso ya tengo a mis consultores. Quiero entender cuál es la realidad de esa empresa antes de adquirirla, cuáles son los valores subyacentes y cómo es el ambiente en el que se trabaja.

Del mismo modo, hay hipersensibles extrovertidos, como hemos dicho, que no temen hablar en público o situarse en el punto de mira y que realizan trabajos sometidos a una gran presión con éxito y gratificación, muy buenos vendedores y agentes, capaces de comprender y anticipar las necesidades de los clientes y de suministrar productos y soluciones *ad hoc*.

El cliente me felicitó porque le hice una estimación de un diseño siguiendo sus peticiones, pero luego, pensando en ello, me vinieron a la mente algunas ideas, estudié un poco las nuevas tendencias de diseño, busqué diferentes materiales y lancé un proyecto decididamente diferente pero mucho más creativo. Tenía miedo cuando se lo propuse, pero al final él estaba entusiasmado.

Por lo tanto, ten cuidado de no crear un sesgo en los roles que podemos o no podemos cubrir como personas altamente sensibles.

Demasiadas veces he leído que nuestra empatía, nuestra sensibilidad nos haría adecuados para tareas artísticas y creativas, para cuidar y ayudar, posiblemente solos o en grupos pequeños. Por supuesto, muchos artistas fueron y son hipersensibles. Muchos escritores, profesores, psicólogos, creativos y músicos lo son. Pero me molesta esta autolimitación que no encuentro del todo coherente con la realidad.

Daniel H. Pink, un experto en el campo de la motivación laboral, piensa de la misma manera y afirma que el futuro de las organizaciones inteligentes es la alta sensibilidad. Considera que el modelo actual de las grandes empresas y organizaciones está cambiando y necesita un capital humano más intuitivo, creativo y sensible para anticipar lo que necesita la sociedad. Pink dice que el «poder del hemisferio cerebral derecho» es una herramienta válida para percibir y anticipar nuevos mercados. Los lugares de trabajo actuales necesitan personas capaces de aportar un capital humano único y excepcional en el que la creatividad y la intuición sean dos estrategias muy poderosas.

Las personas altamente sensibles tienen un perfil ideal para este propósito: son visionarias, intuitivas y capaces de ver las cosas en perspectiva, nunca de manera reductiva, parcial o despectiva. Son reflexivas y crean un buen ambiente social. A su vez, están atentas, buscan la excelencia en todo lo que hacen y contagian a los demás con un espíritu innovador.

Yo mismo puedo confirmar que nada nos es excluido como PAS. Mis actividades se desarrollan de manera muy variada. Paso varias horas en mi consulta, cómoda y silenciosa, con personas que acuden a mí de una en una para llevar a cabo una relación terapéutica profesional. Paso más tiempo en el ordenador, escribiendo. Pero no puedo decir que, como hipersensible, me encuentre más a gusto que en un aula con treinta gerentes para los que a menudo dirijo su formación empresarial o hablando con un público de más de cien personas en un evento público o en un tribunal donde ejerzo la consultoría técnica. Una vez más, todo está en el tiempo de cuidado, limpieza y descompresión que comporta cada una de estas actividades.

Cuando era más joven y todavía no gestionaba bien mi alta sensibilidad, al comienzo de mi trabajo, no conocía bien los rituales que requiere la hipersensibilidad en el mundo moderno: una especie de higiene personal que se debe hacer para seguir estando en la zona de bienestar. A menudo estaba en el aula por la mañana para pronunciar una conferencia, me comía un sándwich sobre la marcha, me iba en automóvil o en transporte público a mi oficina y trabajaba con mis pacientes durante toda la tarde. Por la noche llegaba agotada, a menudo con síntomas de colapso físico, como dolor de cabeza o fatiga muscular, y hasta podía quedarme dormida a las nueve en punto o, si el día me había estimulado especialmente, tener que esforzarme mucho para poder descansar.

Con el tiempo y la experiencia (haciéndome daño varias veces antes de comprender qué era lo que más me convenía), aprendí a dosificarme, a medir las energías, a planificar con anticipación los tiempos vacíos y a limitarme. Hoy en día, después de quince años de experiencia y mucho trabajo conmigo misma, si tengo un día como el que he descrito, el día anterior y el día siguiente mantengo «espacios de cojín», de vacío o de ocio, pero siempre sin actividad dirigida a un objetivo, y trato de organizar, cuando puedo, los días con una armoniosa alternancia de cosas para hacer y espacios libres, no fragmentada pero tampoco monótona: recordemos que los hipersensibles, sin embargo, siempre debemos sentirnos entusiasmados y estimulados porque, de lo contrario, caemos en nuestra «trampa» de aislamiento de la realidad.

> *No puedo cambiar la dirección del viento,*
> *pero puedo ajustar las velas*
> *para alcanzar siempre mi destino.*
>
> ELIF SHAFAK

El estudio

> Me es imposible ir al aula de estudio de la universidad. Sólo voy a clases y luego me voy a casa a estudiar, donde sé que no hay nadie y encuentro un silencio total, tengo mi espacio, mi escritorio, mis cosas.

¿Recuerdas todo lo que hemos dicho sobre la atención? El riesgo de la multitarea. La fragmentación de la atención en muchos estímulos simultáneos determina un empobrecimiento. Hemos dicho que la atención está pensada para elaborar un estímulo cada vez y que, si se divide, pierde poder y capacidad para obtener resultados. Sin embargo, también hemos aprendido que como PAS estamos dotadas de un cerebro particular que implementa constantemente un procesamiento profundo y simultáneo de muchos estímulos, explícitos e implícitos en el entorno, que consumen mucha energía.

Para prepararme para el examen fui a estudiar al sótano. Cuando mi madre bajó a tender la ropa, me enfurecí con ella. ¿Era posible que no me entendiera? Le expliqué que necesitaba que me dejaran en paz.

Ella me dijo que soy rara y que no hizo nada malo, sólo estaba tendiendo la ropa. Lo sé, pero tardé mucho tiempo en recuperar la concentración.

Todas estas cosas deben tenerse en cuenta cuando necesitamos estudiar o aprender algo nuevo.

Pero hay más: a nivel fisiológico, si nos distraemos en la fase en la que intentamos recordar algo, la memoria sólo se altera temporalmente y recordaremos lo que nos interesa un poco más tarde. Pero si nos distraemos en la fase en la que estamos aprendiendo nueva información (por ejemplo, durante el estudio), es probable que ya no la recordemos, como si nunca hubiera sido adquirida. Esto se debe a que la codificación y el aprendizaje de nueva información requieren tiempo y atención por parte del cerebro: valiosos activos para todos y, en particular, para los hipersensibles.

Es esencial para crear las mejores condiciones para que nuestra atención se focalice sólo en el contenido que queremos aprender.

Encontrarás algunos consejos y métodos útiles en los ejercicios a continuación.

Y AHORA... ¡A PRACTICAR!

Entrénate con los ejercicios de los capítulos:

- *«La empatía y los límites».*
- *«Distinguir situaciones, pensamientos, sensaciones y emociones».*

Estudiar con eficacia

- Realiza sesiones de estudio muy breves intercaladas con descansos cortos: 15 minutos de estudio y 3 minutos de descanso; 30 minutos de estudio y 5 minutos de descanso; hasta un máximo de 50 minutos por sesión, con un descanso de 10 minutos. Éste es el tiempo fisiológico máximo de atención humana para obtener un buen rendimiento; además, empezamos a encontrar errores y distracciones excesivas. Conecta una alarma o un temporizador para no tener que preocuparte por el tiempo que transcurre y simplemente concéntrate en ti mismo.

- Usa tapones para los oídos para protegerte de los ruidos.
- Evita los estímulos de sonido que te distraigan: evita la música, incluso la relajante, la radio y a las personas; si eres una PAS, debes convertirte en un monje de clausura en los momentos de estudio; explica tus necesidades a quienes viven contigo y enciérrate si lo consideras necesario.
- Evita los estímulos visuales: nada de televisión, e incluso el escritorio frente a la ventana no es adecuado.
- Tómate muchos descansos, levántate y da unos pasos: es bueno que mires por la ventana y «pierdas» unos minutos con la atención fluctuante para regenerarte, beber un vaso de agua, tomar un té, charlar con alguien, pero no excedas los 15 minutos de descanso.
- Evita el café y los cigarrillos.
- Evita estudiar hasta altas horas de la noche: crearías un exceso de excitación que entorpecería tanto el sueño como la consolidación del contenido en la memoria a largo plazo.
- Usa estrategias de aprendizaje y aprende otras nuevas (puedes encontrar diferentes en Internet): esquemas, mapas mentales, colores, rotuladores… todo lo que te ayude a concentrarte.
- Opta por los esquemas hechos a mano y los libros en papel: los libros electrónicos y los esquemas de hojas de cálculo no ayudan al aprendizaje. Las neurociencias han confirmado que las áreas del cerebro del aprendizaje y la memoria están estrechamente conectadas con las áreas motoras de la mano dominante. Significa que escribir a mano nos ayuda a aprender con más facilidad.
- Si, por la fuerza de las circunstancias, tienes que trabajar frente a una pantalla (ordenador, tableta, teléfono móvil, etc.), durante los

muchos recesos que sugiero, practica ejercicios para destensar los músculos de alrededor de los ojos. Es suficiente con fijarte en un punto cerca de ti, luego mirar hacia otro lado y fijarte en un punto muy lejano enfocándolo muy bien, tal vez mirando por la ventana, y luego regresando a un punto intermedio. Hazlo durante un par de minutos.

Construir el bienestar hipersensible

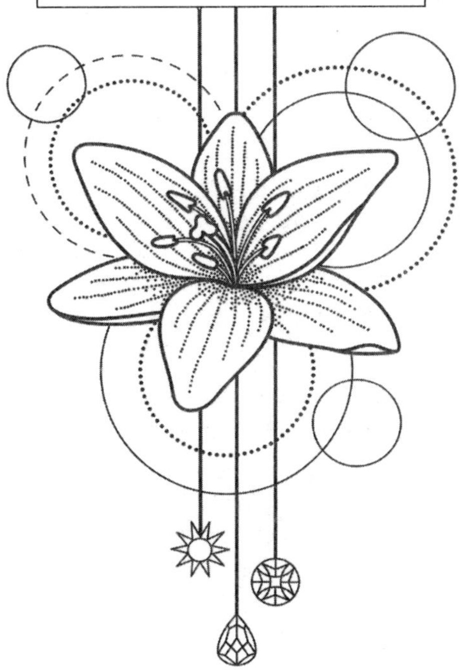

Colorea tu flor sensible

El círculo vicioso del malestar hipersensible

Durante mi práctica profesional de más de diez años con personas altamente sensibles que recurren a mí como psicoterapeuta y, a través del trabajo en mí misma realizado durante mucho tiempo para comprender y gestionar esta característica, he podido advertir algunas formas recurrentes de comportamiento. Éstos son estilos de funcionamiento hipersensibles reales, que tienen algunas características:

- Son guiones, es decir, patrones que se repiten de la misma manera en diferentes situaciones y que usamos para afrontar las situaciones.
- Son transversales, en el sentido de que los ponemos en práctica en todas las áreas de la vida: en el trabajo, en la relación de pareja, con los amigos, en la educación de los hijos o en nuestro tiempo libre, en el deporte, o incluso en las cosas que hay que hacer en la vida cotidiana.
- Son en su mayoría automáticos, es decir, se activan más o menos involuntariamente, sin que nos demos cuenta.
- Nos hacen sentir mal, porque siempre terminan de la misma manera disfuncional o frustrante.
- Advertimos que no son buenas estrategias sólo cuando ya es demasiado tarde.
- La próxima vez, si no comenzamos a trabajarlos y modificarlos, todo se repite desde el principio.

Todo esto te dice algo, ¿verdad?

La zona de bienestar

Independientemente del ámbito al que nos referimos, todos queremos estar siempre en un estado de bienestar: concentrados, involucrados en lo que hacemos, creativos, serenos, estimulados lo justo para ser mentalmente productivos, no hiperactivos, no en un estado competitivo, pero tampoco abandonados a nuestra suerte o aburridos. Aplica estas características a tu vida en pareja, al trabajo, a tus hijos, a tu vida social, a las actividades de tu tiempo libre: sirve un poco para todo. Cuando estamos así, estamos en lo que llamo la zona de bienestar hipersensible. Éste es el estado de gracia, la vida cotidiana que nos gustaría mantener y el objetivo a alcanzar. Pero en realidad no podemos permanecer inmóviles. Tenemos cosas que hacer, asuntos que resolver, resultados que aportar, relaciones que alimentar. Y luego están las circunstancias imprevistas, las urgencias, las emergencias y los problemas. Puntualidad, prisas, plazos, nuestro perfeccionismo para estar al día con todo, no fallar, prestar atención a la satisfacción de los demás, leer la decepción implícita, anticipar problemas, buscar soluciones... Si no gestionamos todo esto bien, es fácil perder el equilibrio.

Círculo de malestar n.º 1: funcionamiento de «todo» desde el bienestar hasta el colapso

En la primera parte del libro ya hemos visto cómo nuestro cerebro altamente sensible funciona de manera diferente a la mayoría de las demás personas. Tendemos automáticamente a tener un funcionamiento de interruptor: todo/nada, encendido/apagado. Esto es lo que llamamos el lema de los hipersensibles: todo, mucho, siempre. Aplicamos el botón de encendido al trabajo, a la vida doméstica, a la gestión práctica de las tareas diarias, a los plazos, a las relaciones, a los hijos y también, como ya hemos visto, a la diversión. Automáticamente, si no conocemos nuestra sensibilidad y no la administramos, trabajamos con la intención volcada en «todo» la mayor parte del tiempo. De esta manera, nos acercamos de manera peligrosa a nuestra zona de riesgo, la situación en la que estamos peligrosamente cerca del *burn out,* del agotamiento, pero aún tenemos un margen para evitarlo.

CÍRCULO DEL MALESTAR: SITUACIÓN N.º 1

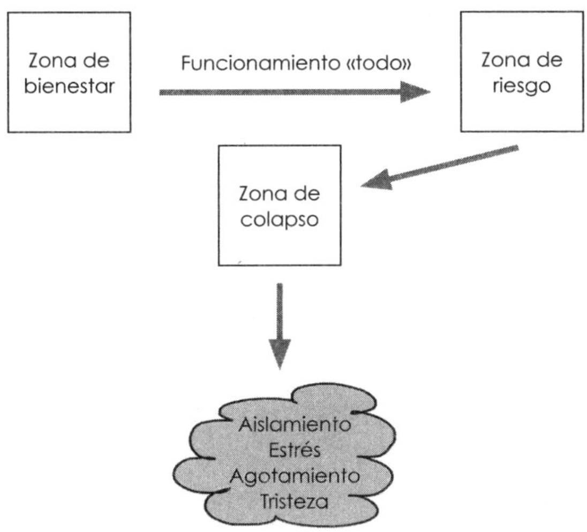

Estamos en la zona de riesgo cuando percibimos que aquella solicitud del jefe va más allá de nuestras posibilidades, que el comportamiento de nuestra pareja nos ha perjudicado, que esa noche en el restaurante no es lo que necesitamos, que dijimos que sí a esa propuesta pero no la queremos en absoluto, que en el tren para regresar a casa por la noche los gritos nos hacen sentir muy nerviosos, que las sensaciones físicas se vuelven punzantes.

Simplemente nos gustaría presionar el botón de «stop» y ocultarnos en una habitación tranquila. Pero en todas estas ocasiones, no decimos ni hacemos nada para protegernos ni para mejorar, con lo que continúa la modalidad de funcionamiento «todo», esperando tener éxito o, a veces, pretendiendo mantenernos duros, reprochándonos: «¡Siempre haces lo mismo! ¿Es posible que otros lo hagan y tú no? En definitiva, ¡oblígate! Tal vez eres así porque tienes gripe... ¡No, sólo eres débil! ¡Eres demasiado débil! Tenías que decirle que no a esa cosa... Pero entonces, ¿qué pensarían ellos?».

Esto, con diferentes variaciones, es a menudo el canto que acompaña a esos momentos.

La zona de colapso

El resultado es a menudo inevitable, y sabemos que una simple cosa insignificante será suficiente para hacer que nos derrumbemos.

Perder el tren por los pelos, el colega que nos pide un favor al final del día, un poco de tráfico, la bolsa de la compra que se rompe y todo el contenido se cae al suelo, la cena que se quema en el horno, un pequeño malentendido con tu pareja, un capricho de tu hijo, una llamada telefónica demasiado larga: lo más simple nos hará estallar en lágrimas, en cólera, en autocompasión.

Hemos entrado en la zona de colapso.

En ese momento hay poco que hacer. Hemos superado el límite, uno o quizá muchos: físico, mental, no importa. Ahora lo único que queremos es desconectarnos, dormir, desmayarnos, desaparecer. Encerrarnos en una habitación en silencio y en la oscuridad, sin que nadie nos pregunte nada más. O llorar, como si se hubiera abierto el grifo de las lágrimas. O desahogarnos contra algo o alguien, disipando las últimas migajas de energía que nos quedan.

Acabamos de pulsar el interruptor en *off*.

Pero no es muy útil, ¿verdad? En primer lugar, nos lastimamos.

No podremos descansar o desapegarnos realmente porque incluso si la hiperactivación mental nos da un respiro, y no está dicho, aquí es donde el *pinchador* nos haría sentirnos inadecuados, culpables de nuestros fracasos, avergonzados de cómo estamos hechos y ansiosos por cómo podemos recuperar la situación. Así que, una vez más, nos oiremos decir de nosotros mismos y a quienes nos rodean: «Eres el de siempre», «Tienes una de tus crisis», «No hay quien te entienda», sumergiéndonos de nuevo en una vida de aislamiento e incomprensión.

En esta etapa es cuando podemos experimentar algunas sensaciones desagradables que nos hacen sentir casi fuera del cuerpo o no completamente conectados a tierra, con la sensación de que estamos flotando, con la cabeza como dentro de un casco, o con la sensación de que estamos bajo el agua, o con la percepción de que somos tan diferentes del resto del mundo como para percibir un estado de alienación. Éstos son fenómenos similares a la disociación, desrealización y despersonalización, que, sin embargo, no se pueden contar *per se* en estos diagnósticos: son mecanismos de defensa y de retiro de las PAS que han excedido sus límites. La experiencia de tener crisis de ansiedad, que pueden o no resultar en un verdadero ataque de pánico y luego provocar una reacción depresiva y el retiro social, también es frecuente.

La zona de colapso puede durar desde unas pocas horas hasta días completos, y cuanto más a menudo se repite este patrón, más difícil es recuperarse y regresar a la zona de bienestar.

Círculo de malestar n.º 2: funcionamiento «nada», desde el bienestar hasta el colapso (¡otra vez!)

Una segunda modalidad recurrente que he encontrado a menudo en personas altamente sensibles es incluso contraria a la anterior, pero por desgracia conduce al mismo desafortunado final. En este esquema, la estrategia que el hipersensible pone en práctica es limitar las tensiones tanto como sea posible, reducir los estímulos a los que está sometido, abandonar muchas experiencias, inhibir diferentes reacciones: a esto lo llamo el funcionamiento «nada» o la modalidad «off», al contrario que el funcionamiento «todos» que hemos descrito antes. El objetivo es tratar de permanecer tanto tiempo como sea posible en la zona de bienestar, limitando lo máximo posible las situaciones que pueden llevarnos a la zona de riesgo. Sin embargo, no son las situaciones las que nos llevan a la sobrecarga y, por lo tanto, a colapsarnos, sino que lo que lo hace es nuestra manera de lidiar con las situaciones.

No contradecir a tu pareja no será suficiente. Decir siempre que sí a los colegas que te cargan con su trabajo no te servirá de nada. Aceptar hacer recados a familiares y amigos para hacer feliz a todo el mundo, ya que te resultaría demasiado difícil rechazarlos, no dará lugar a nada bueno. Evitar encontrarte con esa persona, no contestarle el teléfono, no resolverá el problema.

Éstos son sólo comportamientos de evitación, que no sólo no ayudan, sino que también:

- Te hacen sentir como un ratón en una jaula, como si no tuvieras otra opción.
- Vives constantemente con una sensación de amenaza, como si estuvieras huyendo de un peligro imaginario.
- Al no experimentar cosas nuevas, te estás privando de la posibilidad de encontrar nuevas estrategias.
- Limitas, sin darte cuenta, tu espacio vital con algunos hábitos repetitivos, en la creencia de que esto te protegerá de la sobrecarga.

La consecuencia directa es que corres el riesgo de reducir en exceso el umbral de estimulación, que, para nosotros, los hipersensibles, no debe ser demasiado alto pero tampoco demasiado bajo, lo que nos lleva a un estado de *under-arousal* (activación insuficiente).

¿El resultado? Terminas en la zona de colapso, no por sobrecarga como anteriormente, sino debido a la ausencia de estímulos, por aburrimiento, aislamiento, tristeza, inhibición y depresión.

La «trampa» es que estos dos esquemas de comportamiento hipersensible, el funcionamiento «todo» del primer esquema y el funcionamiento «nada» del segundo, siempre conducen a una sensación de malestar, frustración y colapso, y pueden presentarse tanto solos como en alternancia. Una persona altamente sensible puede funcionar sobre todo de la primera manera, o puede recurrir al segundo esquema de vez en cuando para retirarse y «lamerse las heridas». Del mismo modo que he encontrado PAS que demuestran principalmente tendencia a evitar, a menudo he observado la alternancia de las dos estrategias.

CÍRCULO DEL MALESTAR: SITUACIÓN N.º 2

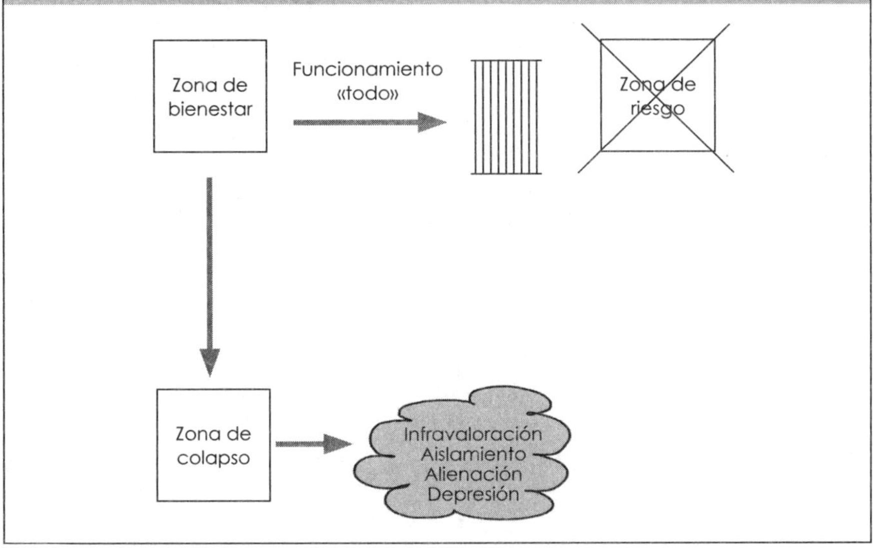

Cómo construir tu bienestar hipersensible

Modelo de desarrollo y crecimiento para HSP©

Ser capaz de transformar el círculo vicioso en un círculo virtuoso, es decir, producir serenidad, salud y crecimiento personal depende de la capacidad de seguir estas tres reglas:

- Interrumpir la reactividad.
- Concienciarse.
- Anticipar el límite.

Estas actitudes simples pero importantes hacen posible la transformación de un comportamiento repetido y en quiebra en un comportamiento dirigido a producir bienestar.

Interrumpir la reactividad

Las he llamado estrategias, pero atención: estos esquemas disfuncionales que he descrito son principalmente reactivos, es decir, no mediados por una elección consciente, y en su mayor parte automáticos, resultado de experiencias pasadas que se repiten.

Como hipersensibles, queremos creer que es una buena solución hacerlo todo, tratar de llegar a todas partes, engañarnos a nosotros mismos y anticiparnos a todo. Pero entonces, agotados y consumidos, nos colapsamos. Creemos que nos protegerá estar encerrados en casa los domingos por la tarde, evitando salir para no sentirnos «extraños» entre otras personas con necesidades diferentes a las nuestras. Pero, domingo tras domingo, estaremos cada vez peor.

Recordemos que una de las primeras maneras en que se definió la alta sensibilidad fue como alta reactividad. En biología, que estudia la vida de todos los seres vivos, significa excitabilidad. En un sentido más amplio es sinónimo de vitalidad, así como de irritabilidad. Cuando reaccionamos significa que estamos respondiendo de manera impulsiva o parcialmente inconsciente a otra cosa: no estamos actuando, sino reaccionando. Interrumpir la reactividad, modular esta tendencia, aprender a tolerar el tiempo y el espacio suspendido es un medicamento muy importante para las personas altamente sensibles.

Para lograr este objetivo, el *mindfulness* es muy útil, una técnica que ha demostrado que es eficaz para modular la sobrecarga de las personas altamente sensibles. Lo veremos en el capítulo «Disciplinar la atención».

Aportar conciencia

Otro elemento fundamental para interrumpir el círculo vicioso del malestar hipersensible es concienciarnos de lo que sentimos, momento tras momento. Para interrumpir un esquema automático, no es necesario eliminarlo: un esquema tiene sus razones para existir y lo hemos generado de manera más o menos voluntaria para tratar de gestionar las cosas. Forzarlo o querer eliminarlo sería contraproducente porque se ha consolidado con el tiempo y, además, hasta que desarrollemos estrategias más sanas y avanzadas, sigue siendo el único medio de defensa contra las dificultades y el estrés.

Hay dos claves para disolver la cadena disfuncional de actitudes que conduce al colapso y a la frustración: la atención y la conciencia.

También en esto el *mindfulness* puede resultar de ayuda.

Anticipar el límite

El objetivo final es percibir la llegada de nuestro límite de tolerancia, antes de ingresar en la zona de colapso.

Si como hipersensibles tenemos la capacidad de percibir los detalles, de ser empáticos y de anticipar las consecuencias, debemos comenzar a usar estas habilidades para nosotros mismos. ¡Un poco de egoísmo sano, por favor!

Reconocer la sobreactivación o, por el contrario, comprender si hemos limitado demasiado los estímulos; escucharnos ante todo a nosotros mismos, nuestras necesidades, reconociendo las exigencias que nos harían sentir mejor: todo esto nos permite disponer de más tiempo entre la zona de riesgo y la zona de colapso, tiempo que podemos usar para implementar estrategias de solución de problemas más apropiadas o de descompresión.

A partir de mi experiencia clínica he comprobado que un trabajo de recentrado cognitivo a nivel mental, combinado con una descompresión física constante y cuidadosa a través de técnicas de bioenergética, constituye un bagaje muy eficaz de herramientas de prevención y bienestar.

Modelo de desarrollo y crecimiento para HSP© (HSP Growth and Development Model)

El propósito principal de estas tres reglas (interrumpir la reactividad, generar conciencia y anticipar el límite) es expandir el tiempo y el espacio entre la percepción de un estímulo (ya sea interno o externo) y el momento en el que se da una respuesta.

Si este espacio-tiempo no existe, el círculo de reactividad y las actitudes automáticas se repiten sin tener conciencia de ello y completamente fuera de control.

Si nos capacitamos para estas tres reglas, veremos que nuestras posibilidades de intervención se amplían gradualmente entre la zona de bienestar, la zona de riesgo y la zona de colapso, con mayores posibilidades de recuperar la situación de manera rápida y eficaz.

MODELO DE DESARROLLO Y CRECIMIENTO PARA HSP©
(HSP GROWTH AND DEVELOPMENT MODEL)

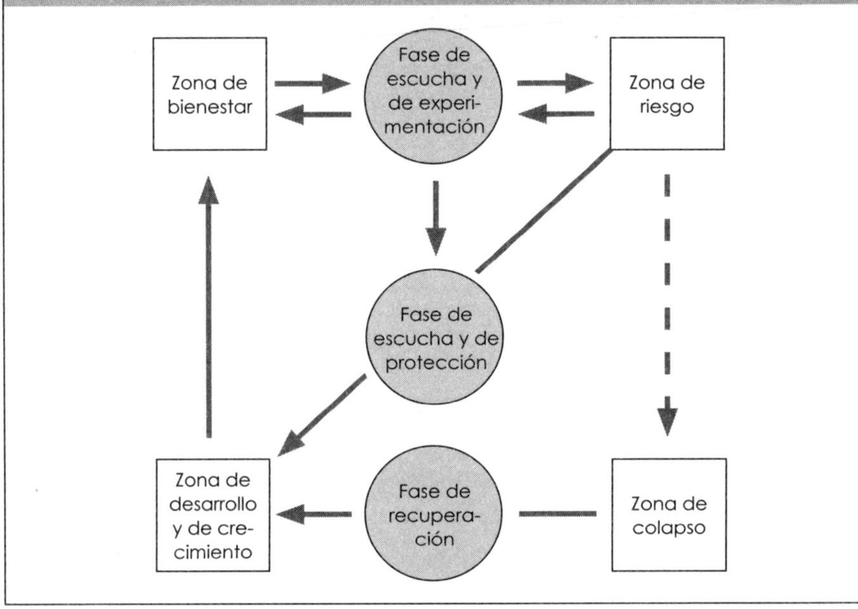

De esta manera, aprenderemos a construir las fases de transición a fin de percibir el control total de la situación y evaluar conscientemente qué elección tomar en función de los recursos energéticos que tenemos disponibles en ese momento.

Fase de escucha y experimentación

Cuando están bien, los seres humanos por lo general tienden a no hacer preguntas y a no cambiar nada para mantener el *statu quo*. Pero nosotros, los hipersensibles, no «freímos» incluso en la zona de bienestar. Así que hagamos de ello un recurso: mantengámonos en conexión con nosotros mismos, en lugar de disipar toda la atención hacia el exterior y hacia los otros. Ésta es la fase en la que aprendemos a escucharnos, brindándonos ese cuidado y empatía que solemos reservar para los demás.

FASE DE ESCUCHA Y DE EXPERIMENTACIÓN

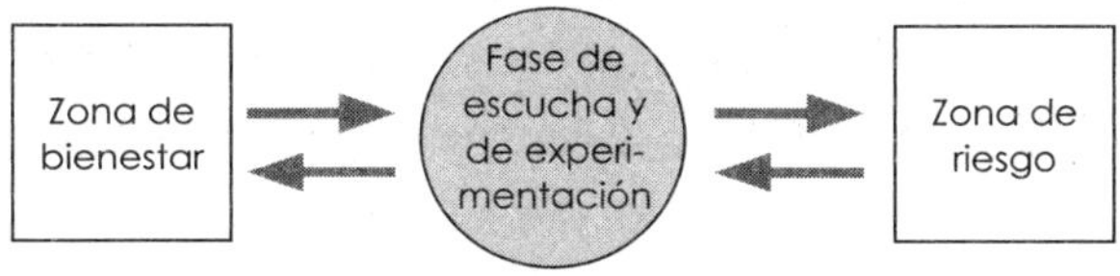

> [...] había unas semillas terribles en el planeta del Principito: eran semillas de baobab. El suelo estaba infestado de ellas. Y de un baobab, si se llega demasiado tarde, no es posible desembarazarse nunca más. Satura todo el planeta. Lo perfora con sus raíces. Y si el planeta es demasiado pequeño y los baobabs demasiado numerosos, lo hacen estallar.
>
> «Es cuestión de disciplina», me decía más tarde el Principito. Después de lavarte por la mañana, hay que hacer la limpieza del planeta con mucho cuidado. Hay que obligarse regularmente a arrancar los baobabs en cuanto se distinguen de los rosales, a los que se parecen mucho cuando son muy pequeños.
>
> *El Principito*, Antoine de Saint-Exupéry

Mantener limpio el planeta es una metáfora que realmente me gusta. Como hipersensibles, debemos realizar una higiene correcta y completa todos los días, también en nuestro mundo interior:

- Controlar la presión de las emociones.
- Evaluar la presencia de pensamientos parasitarios y energívoros.
- Medir el equilibrio entre cuerpo y mente.
- Escuchar cuál es el ritmo del funcionamiento interno, acelerado, ralentizado o equilibrado.
- Deshacerse del sentimiento de culpa.
- Deshacerse de los juicios sobre nosotros mismos.
- Mantener bajo observación aquellas situaciones que podrían tener alguna espina y convertirse en algo que más tarde, nos podría herir.

Pero la fase de escucha y de experimentación también es una fase en la que, precisamente porque estamos bien y estamos centrados, podemos experimentar algo más con el objetivo de conocernos un poco mejor. Mientras la vida transcurre y los días traen consigo hábitos, novedades, rutinas o emergencias, podemos permanecer en contacto con nosotros mismos, manteniendo abierto un canal de comunicación prioritario con nuestro interior.

Fase de escucha y de protección

De acuerdo, a pesar de tu compromiso, te sientes de nuevo abrumado por esta o aquella situación. Puede suceder y probablemente volverá a acaecer: no significa que no lo estés haciendo bien. Por el contrario, significa que estás aprendiendo a medir tus límites y tus recursos. Pero ahora ocúpate de ti. Estás en la zona de riesgo: has adquirido demasiados compromisos, dijiste demasiado que sí, te involucraste aunque no querías, tomaste demasiadas responsabilidades. Estás hasta las cejas.

Ahora es inútil reprocharte nada o culparte. No te hagas más daño. Al contrario: ¡empieza a hacerte bien! Detente y respira. La he llamado fase de escucha y de protección porque aún puedes recuperar su equilibrio y regresar a la zona de bienestar. ¿Cómo? Reanudando la conexión contigo mismo que perdiste en la centrifugadora de los eventos. Aquí tienes dos opciones:

- Darte tiempo y buscar herramientas para lidiar con la situación estresante de una manera que aún no has experimentado.
- Darte tiempo para un breve «retiro estratégico» protector para reenfocarte y reactivar las energías psíquicas y físicas.

La elección sólo depende de ti y de cuánto afinarás tu capacidad de sentir si tienes suficiente energía y recursos para uno u otro camino. ¡No hay un camino correcto! A veces el primero será más efectivo, mientras que el segundo será más útil. ¡Experimenta, experimenta, experimenta!

Nunca pierdo.
A veces gano, otras veces aprendo.

Nelson Mandela

FASE DE ESCUCHA Y DE PROTECCIÓN

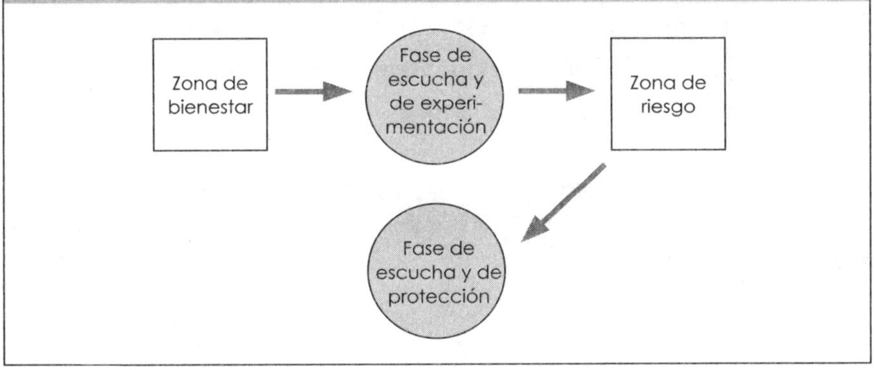

Fase de recuperación

A pesar de nuestro compromiso, aquí estamos: caemos de nuevo por nuestra trampilla oscura. Estamos en la zona de colapso. Agotados, frustrados, decepcionados, abrumados, nos sentimos derrotados y en el punto de partida.

Pero mientras vivamos, siempre tendremos la oportunidad de recuperarnos y de reencontrar el equilibrio. Siempre. A menos que no queramos.

Si nos hemos acostumbrado a nuestra historia, no podremos cambiarla. Si nos identificamos con una idea de nosotros mismos, débiles, infructuosos, inconcluyentes, terminamos creyendo que somos víctimas y que las cosas siempre serán así. Pero ésta no es la realidad. Y para cambiar las cosas, primero debes asumir la responsabilidad de tu propia vida y de tu felicidad. Vamos a arremangarnos y a comenzar la fase de recuperación.

La recuperación puede significar muchas cosas, dependiendo de las personas y de las situaciones. Puedes recuperarte de un colapso quedándote un día en casa, sin trabajar. O tal vez haciendo ejercicio en el gimnasio hasta que sientas que tu cuerpo ha disipado toda la tensión y puedes abandonarte al sueño. Puedes recuperarte viendo a una persona que sepas que te hará tanto bien como un medicamento. Puedes golpear un saco de boxeo. O caminar durante dos horas por el bosque. O recuperarte podría significar para ti llorar en el sofá durante toda una tarde. Bien... tampoco aquí hay una sola manera de hacerlo, ni una manera mejor que las demás. Sólo debes tener cuidado de elegir algo que te ayude a alejarte de la situación que te provocó la crisis, pero al mismo tiempo también sirve para recargarte las baterías.

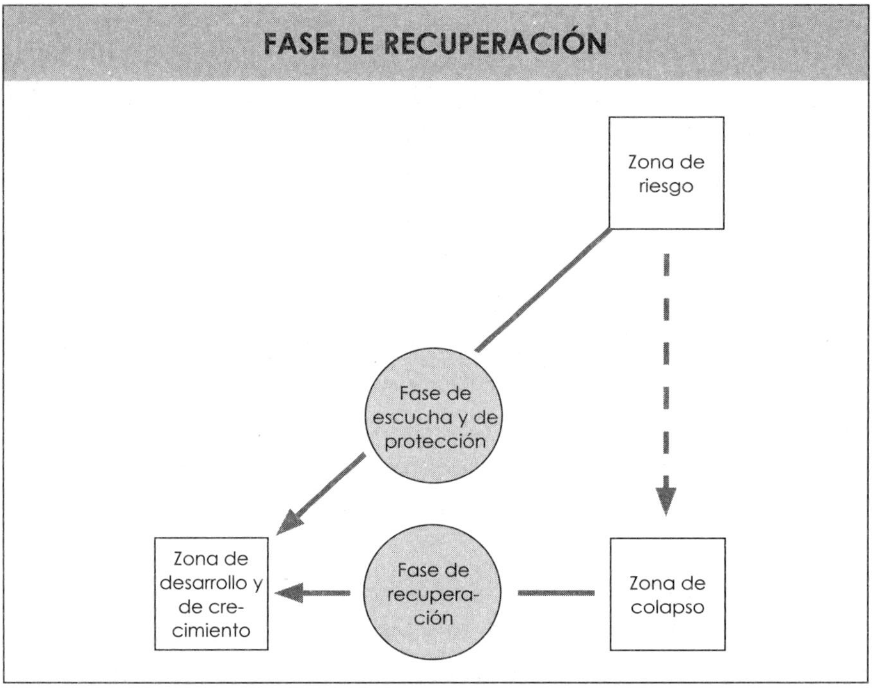

Puedes ayudarte de las actividades sugeridas en este libro. ¡Pero sé creativo y prueba cosas nuevas! Déjate guiar por el instinto que todos tenemos en nuestro interior, el mismo que impulsa a los animales cuando están heridos a aislarse y a pasar horas lamiendo las partes de su cuerpo lesionado para curarse. Y luego, cuando se sienten preparados, regresan, más vitales que antes, para correr, saltar, cazar sin miedo o preocupación. Viven, se protegen, se lastiman, se cuidan y vuelven a la vida después de haber aprendido algo nuevo. Aquí, toma a los animales como ejemplo.

Siempre lo he intentado. Siempre he fallado. No discutas. Inténtalo de nuevo. Falla de nuevo. Falla mejor.

SAMUEL BECKETT

El círculo virtuoso del bienestar hipersensible

Si utilizamos bien la fase de escucha y de protección, podemos evitar la caída en la zona de colapso, porque habremos sorteado la reactividad y la repetición del comportamiento todo/nada. Si después de la fase de colapso nos permitimos una fase de recuperación adecuada, podremos curar mejor las heridas de nuestra sensibilidad y enfocarnos más rápidamente en nuestras necesidades y nuestros límites, y regresar tan lúcidos y competentes como somos.

Esto nos llevará a una nueva área de habilidades que, poco a poco, desarrollaremos como hipersensibles: la zona de desarrollo y de crecimiento.

En este momento es cuando aprendemos a desarrollar resiliencia, es decir, la capacidad de enfrentarnos a dificultades y crisis, de emerger fortalecidos, de experimentar nuevas estrategias, de tomar conciencia de nuestros límites y superarlos gradualmente. Como PAS, nuestra propensión a reflexionar en profundidad, a analizar las cosas y a ser introspectivos hace que nuestra capacidad de adquirir resiliencia en la vida sea exponencial y, por tanto, que el proceso de crecimiento personal, la reconstrucción de la autoestima y la consolidación sean más fructíferos y veloces. Lo compruebo todos los días en mi consulta y también en mí misma: lo mejor de nosotros surge de las crisis transformadas en oportunidades.

Esta antesala de la zona de bienestar no existe en el círculo vicioso del malestar, porque allí no hay nuevos aprendizajes, sino, por el contrario, una reiteración continua de patrones disfuncionales y frustrantes. Ahora, en cambio, si practicamos para asistir cada vez más a menudo a la fase de escucha de nosotros mismos, una parte de nuestra psique nacerá y se consolidará poco a poco, brindándonos cada vez más acceso a nuevas habilidades, permitiéndonos conocer los límites de nuestra sensibilidad y recuperarnos más rápido después de las crisis. Imagino la zona de desarrollo y de crecimiento un poco como la zona de desarrollo proximal que Vygotsky había identificado en el estudio del aprendizaje de los niños. La zona de desarrollo proximal define aquellas funciones que aún no están maduras, pero que están madurando, funciones que madurarán mañana y que aún se encuentran en ese momento en un estadio embrionario. Nuestra sensibilidad siempre será delicada, vulnerable, incluso cuando somos adultos; por lo tanto, debemos tener, con esta parte de nosotros, el mismo cuidado y atención que tendríamos con un niño.

CÍRCULO VIRTUOSO DEL BIENESTAR HIPERSENSIBLE MODELO DE DESARROLLO Y DE CRECIMIENTO PARA HSP©

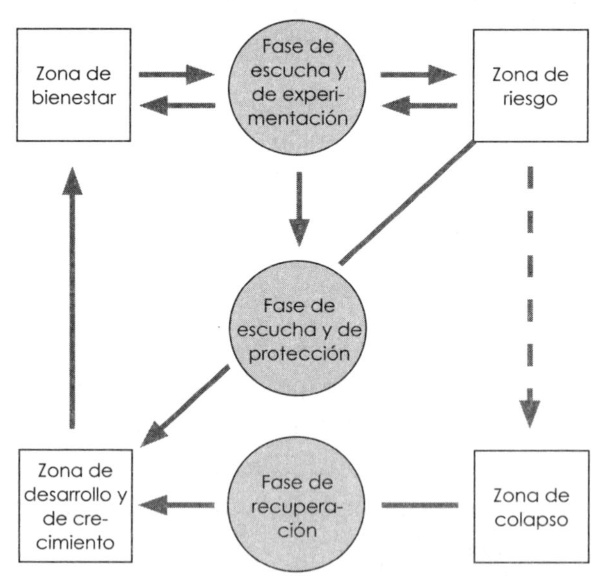

He experimentado a lo largo de los años que es una actitud excelente para nuestra evolución. Como podemos ver, la fase de desarrollo y de crecimiento anticipa el regreso a la zona de bienestar, pero de una manera diferente, después de aprender algo nuevo acerca de nuestra solidez como hipersensibles, después de experimentar un nuevo límite, después de habernos incluso pelado las rodillas a veces. Pero caer es la única manera de aprender a mantener el equilibrio.

Y AHORA... ¡A PRACTICAR!

Ejercicios para la fase de escucha y de experimentación

En esta fase lo importante es observar, fijarse y prevenir. Practicar de esta manera significa hacer que los músculos básicos estén más preparados cuando nos enfrentemos a situaciones fuera de la normalidad.

- Aprende a no ocuparte de ti sólo en situaciones de emergencia y cuida tu cuerpo y tu atención hiperactiva incluso cuando sientas que no lo necesitas.
- Realiza diaria y regularmente las actividades que indico en este libro.
- Haz los ejercicios del capítulo «Distinguir situaciones, pensamientos, sensaciones y emociones».
- Practica *mindfulness* todos los días: de 10 a 15 minutos es suficiente.
- Haz cada día un poco de ejercicio para que libere la tensión.
- Resérvate momentos regulares de descompresión y de soledad.
- Lleva un diario y anota por la noche cómo te ha ido el día, en particular:
  Hoy me he sentido físicamente ....
  Mis emociones dominantes de hoy han sido ....
  ¿Ha habido una preocupación dominante? ¿Cuáles? ....
  ....

¿Qué situaciones requieren más atención y cuidado por mi parte? ......
....

- Piensa en ti mismo como si fueras tu pareja o tu mejor amigo y dedícate todos los pequeños y grandes cuidados que le reservarías. ¿Lo llamas para saber cómo está? Tómate cinco minutos, habla en silencio y escucha las respuestas que te señala el cuerpo. ¿Tienes una atención adicional para tu pareja y le envías varios mensajes para decirle que la amas? Acércate al espejo y mírate: dedícate las mismas palabras de amor, aunque te sientas tonto.
- Si tienes que enfrentarte a algo nuevo o estresante, prepárate con anticipación, dedicándote tiempo antes o después de la situación que te causa ansiedad.

Ejercicios para la fase de escucha y de protección

- Es probable que durante algún tiempo ya no realices tu «higiene personal interior», y que eso sea lo que te ha llevado a la zona de peligro. Comienza de nuevo tan pronto como te sea posible: ¡descomprime, limpia, aligera!
- Utiliza todas las sugerencias del libro que consideres que son beneficiosas para ti.
- Implementa todas las estrategias que consideres útiles y que, con el tiempo, hayas perfeccionado hasta convertirlas en las más adecuadas para aligerar la sensación de presión física y de tensión mental.
- Haz los ejercicios del capítulo «Distinguir situaciones, pensamientos, sensaciones y emociones».
- Practica un poco de *mindfulness* (consulta el capítulo «Disciplinar la atención»).
- Realiza los ejercicios de bioenergética (consulta el capítulo «La descompresión del cuerpo»).
- Modela a alguien competente.

«Modelar» *(modeling)* es un término acuñado por Bandura en 1969. En psicología social sirve para definir una modalidad de aprendizaje muy efectiva basada en la observación de un modelo y en la imitación de su comportamiento. Tomemos un ejemplo. Steve Jobs es un personaje que es modelado con respecto a la comunicación, en particular la motivacional, es decir, se toma como ejemplo y sus discursos se estudian en profundidad también en las universidades para aprender las técnicas. Modelar a alguien no significa imitarlo, sino tomarlo como modelo de inspiración. Una persona que conocemos y valoramos está bien, pero una persona que tiene la reputación de poseer ciertas habilidades y que también apreciamos sin conocerla personalmente puede resultarnos muy útil. Porque, en realidad, cuando modelamos a alguien, activamos dentro de nosotros los recursos que apreciamos en otra persona, pero que como potencial ya tenemos. Pregúntate:

- *¿Cómo resolvería la persona X esta situación que me estresa tanto?*
- *¿Qué palabras le diría a mi colega para hacerse escuchar de manera efectiva?*
- *¿Cómo saldría de esta situación?*
- *¿Qué haría ahora para sentirse mejor?*

- Compárate con quien está a punto de provocarte la crisis, tanto si es una persona hipersensible como si es normosensible: anota sus estrategias sin disentir y sin empatizar, y luego toma lo mejor de ambas. Delega y pide ayuda: no eres menos amable ni menos bueno si lo haces. No serás despedido ni abandonado. Recuerda que eres un ser humano y que no estás obligado a llegar a todo, como tú querrías.

Ejercicios para la fase de recuperación

Hay un buen libro con un título sugestivo que me gusta como imagen para ilustrar lo que se necesita para que un hipersensible se recupere después de un colapso: *Sopa de pollo para el alma.*[15] Esto es lo que ne-

15. *Chiken Soup for the Soul,* de Jack Canfield y Mark Victor Hansen.

cesitas para recuperar tu energía física y mental y volver a ti mismo. Encuentra tu sopa de pollo y aliméntate todas las veces y el tiempo que quieras, siempre que lo necesites.

- Trátate con cuidado, como un niño que está aprendiendo a ir en bicicleta y acaba de caerse, en medio de la carretera, frente a sus amigos. Usa toda tu sensibilidad y empatía por ti mismo ahora.
- No es el momento de razonar, de entender qué ha salido mal, cómo podrías hacerlo de una manera diferente. Ahora no. Llegará el momento (en la zona de desarrollo y de crecimiento). Ahora descansa tu interior.
- Practica *mindfulness* todos los días.
- Rodéate sólo de personas con las que estés bien, pero no te aísles.
- Limita los deberes a los estrictamente necesarios (trabajo, hogar y cuidado familiar) durante un par de días.
- Piensa en tus necesidades básicas.
- Asume una actitud de «egoísmo sano»: tienes poca energía, utilízala para ti.
- Funciona con mínimos: ahorra, delega, pospón.
- Inventa una palabra o expresión para explicarles cómo te sientes a las personas que viven contigo o que están en tu entorno, una frase que acordaréis y que es una especie de contraseña para que los demás sepan cómo comportarse contigo y cómo ayudarte. Un paciente mío solía decirle a su esposa «Estoy en mi cueva», y ella entendía su deseo de quedarse solo y no se preocupaba demasiado. Otra PAS decía: «Estaré un rato en mi mundo», y la familia sabía cómo tratarla sin agobiarla. Elige una expresión bonita, que no devalúe, que sea un poco mágica o de cuento de hadas: mejora este espacio para la recuperación. Cuanto más entres y lo conozcas, menos lo necesitarás en el futuro.

Distinguir situaciones, pensamientos, sensaciones y emociones

Reconoce las sensaciones

Trabajar en estos aspectos es de gran ayuda: nos permite hacer que la fase de escucha y de experimentación, la fase de escucha y de protección y la fase de recuperación sean fructíferas, facilitando, con entrenamiento, permanecer en la zona de bienestar y recuperar el equilibrio cuando lo hemos perdido.

La mayoría de las veces no son las situaciones las que nos generan incomodidad, sino que lo que nos hace daño es nuestra manera de reaccionar ante las situaciones o nuestras interpretaciones de los eventos.

Primero debemos entrenarnos para reconocer y distinguir los distintos orígenes de las informaciones que llegan a nuestra percepción sensible. En primer lugar, hagamos una separación amplia pero útil:

- Situación: informaciones del mundo exterior no controlables.
- Pensamientos, sensaciones, emociones: informaciones principalmente (pero no sólo) del mundo interior y, en parte, controlables.

Este primer examen nos permite anclarnos a la realidad y ver con claridad la diferencia entre lo que no depende de nosotros (la situación) y aquello sobre lo que, en cambio, tenemos margen de intervención (pensamientos, emociones, sensaciones).

Muchos de los problemas que tenemos como hipersensibles también dependen del hecho de que nos estancamos al reflexionar sobre por qué las cosas van de una manera determinada y no en otra, o al intentar en vano intervenir en situaciones para cambiarlas, desperdiciando energía que nos llevaría a un mejor resultado si la utilizáramos mejor. En términos generales, si nunca has prestado la suficiente atención, esto es lo que por lo general te sucede como hipersensibilidad en diferentes situaciones:

SITUACIÓN	MODALIDAD AUTOMÁTICA HIPERSENSIBLE
Aquí hay mucho ruido y caos	Opresión, confusión, aislamiento, evasión o fuga
La discusión está adquiriendo unos tonos y unas maneras encendidos	Agitación, confusión, inhibición o impulsividad
Mi pareja sale con amigos este sábado por la noche	Encierro, aislamiento, reflexión

Según mi experiencia, puede resultarte de gran ayuda hacerte algunas preguntas específicas para poder desentrañar la maraña de experiencias que te hacen sentir abrumado, con el fin de distinguir los hechos de tus estados de ánimo, sensaciones y pensamientos:

RECONOCER LAS SITUACIONES	RECONOCER LAS SENSACIONES	RECONOCER LAS EMOCIONES	RECONOCER LOS PENSAMIENTOS
Pregunta que debes hacerte: ¿qué sucede en el ambiente?	Pregunta que debes hacerte: ¿qué siente mi cuerpo?	Preguntas que debes hacerte: ¿qué siento?, ¿cuál es mi estado de ánimo?	Preguntas que debes hacerte: ¿qué tengo en mente ahora?, ¿qué conclusión estoy sacando ahora?

Si aplicas estas preguntas, te ejercitas en el tiempo para tener una visión más objetiva de la realidad y, al mismo tiempo, conocer y etiquetar tus estados de ánimo, mejoras tu capacidad para responder adecuadamente a los eventos.

Estás tomando conciencia de tus acciones y estás trabajando para reducir la reactividad.

Estás trabajando para evitar caer con frecuencia y sin saberlo en la zona de colapso, gracias al hecho de que utilizas bien las fases de escucha y, por lo tanto, tienes más control y gestión de tu hipersensibilidad. Tu sentido de la eficacia, tu autoestima y tu bienestar general resultan beneficiados.

Así es como cambian las situaciones anteriores, respondiendo a las preguntas correctas:

SITUACIONES	SENSACIONES	EMOCIONES	PENSAMIENTOS
Aquí hay mucho ruidos y caos.	Taquicardia, tensión en el cuello, dificultad para respirar, zumbido en los oídos...	Ansiedad, malestar, miedo, vergüenza...	No puedo irme, ¿qué pensarán de mí? Tengo que fingir que me divierto. ¿Por qué los demás están bien y yo no? Siempre me pasa lo mismo... Hay algo mal en mí...
La discusión está adquiriendo unos tonos y unas maneras encendidos.	Tensión en el pecho y en las mandíbulas, taquicardia, sudoración...	Miedo, ira, ansiedad, frustración...	¿Y ahora cómo salgo de esto? Tengo el cerebro boqueado... No puedo decir nada... Sólo quiero desaparecer...
Mi pareja sale con amigos este sábado por la noche.	Frío, ganas de llorar, tensión muscular...	Tristeza, ira, frustración...	Debería querer estar conmigo... Significa que no soy suficientemente importante... ¿Por qué no entiende que necesito intimidad? Yo, sin embargo, he renunciado a mi velada por él...

Reconocer y distinguir los pensamientos, sensaciones y emociones te permite no bloquearte, poner en práctica los comportamientos apropiados en diferentes casos y abandonar la zona de riesgo.

Y AHORA... ¡A PRACTICAR!

Reconocer las sensaciones

- Dedica unos minutos a mantener los ojos cerrados, para que te resulte más fácil percibir las señales del cuerpo.
- Utiliza los cinco sentidos como primer mapa sensorial: vista, oído, olfato, gusto, tacto. ¿Qué es agradable y qué desagradable?
- Haz un *screening* desde los pies hasta la cabeza: imagínate un rayo de luz que explora todo tu cuerpo desde la parte inferior hasta la parte superior y que se detiene en cada área para sentir qué sensaciones hay sin juzgarlas o rechazarlas, sean las que sean.
- También es posible que no escuches nada en diferentes partes del cuerpo y sólo sientas la presencia de algunas áreas: es una información.
- Básate en algunos criterios:

  - Situación agradable / desagradable.
  - Apertura / cierre.
  - Ligereza / peso.
  - Caliente / frío.
  - Relajación / tensión.
  - Lleno / vacío.
  - Placer / molestia.

- Puedes ayudarte con preguntas:
  - ¿Qué siento en mis piernas?
  - ¿Qué oigo en mi vientre?
  - ¿Cómo es mi respiración?
  - ¿Qué siento en mis hombros?
  - Etc.

Cuanto más practiques de esta manera, más legible y simple se volverá el lenguaje corporal y notarás algunas sensaciones recurrentes en ciertas situaciones.

- Ejercítate en situaciones que no sean demasiado estimulantes; empieza a practicar para sentir tu cuerpo cuando te relajas; puedes hacerlo incluso en situaciones agradables para acostumbrarte al reconocimiento de las sensaciones, para estar más preparado en situaciones estresantes.
- Atención: recuerda que la experiencia pasada afecta a la percepción de nuestras sensaciones. Así que trata de distinguir si sientes malestar aquí o ahora o si tu cuerpo está reactivando las sensaciones que ha experimentado otras veces en situaciones similares. Parece difícil de reconocer, pero con la práctica resultará una identificación sencilla.

Distinguir las emociones

Una regla útil, sugerida por Greenberg y Padesky, es ésta: los estados de ánimo se pueden identificar a través de un solo término descriptivo: si necesitas más de una palabra para describir una emoción, probablemente no sea una emoción, sino que estás describiendo un pensamiento. A menudo decimos que sentimos, pero en realidad estamos diciendo que pensamos:

> PAS: Siento que nunca podré tener una vida feliz como los demás...
> Terapeuta: Entonces piensas que nunca tendrás una vida feliz. ¿Qué emoción te produce este pensamiento?
> PAS (después de un breve silencio): Me siento desesperado.

Practica para reconocer lo que sientes utilizando sólo las seis emociones principales: alegría, tristeza, ira, miedo, sorpresa, disgusto. Esta hipersimplificación al principio es útil para disponer de una brújula simple e inmediata y para comprender que todo lo que sientes tiene un significado y se remonta a una de las emociones básicas y naturales. Con el tiempo y la práctica, enriquecerás instintivamente la descripción e identificarás emociones mixtas o estados de ánimo complejos, como melancolía, culpa, aburrimiento, vergüenza, etc. Hay muchos libros útiles sobre inteligencia emocional y acerca de la comprensión de las emociones. Déjate inspirar y lee alguno. Encontrarás algunas sugerencias en el capítulo «Las emociones hipersensibles».

Identificar los pensamientos

Toda esta práctica de separación entre sensaciones y emociones se asemeja a un trabajo de limpieza, o a pelar una fruta para llegar al núcleo e identificar con mayor facilidad cuáles son tus pensamientos.

Por lo general, como hipersensible, tienes una serie de pensamientos negativos sobre ti y el mundo, así como creencias disfuncionales o debilitadoras.

A menudo nos contamos una historia sobre nosotros mismos, una historia que justifica nuestras frustraciones: soy débil, soy un incomprendido, soy tímido, no puedo hacerlo. Mientras creamos esta historia, no podremos reescribir una nueva y mejor.

Del mismo modo, deseamos inconscientemente que alguien nos cuide y se ocupe de nuestra manera de sentir y de nuestro malestar.

Pero, queridos hipersensibles, esto era una necesidad legítima cuando éramos pequeños y mamá y papá nos cuidaban con mayor o menor eficacia. Ahora somos adultos, con todas las posibilidades, la libertad y las herramientas para cuidar de nuestras necesidades. Esto no significa estar solo o abandonados, sino asumir la responsabilidad de nuestra vida y, por lo tanto, de nuestra felicidad.

Como les digo a menudo a mis pacientes con un ejemplo paradójico que considero muy efectivo: si tienes dolor de cabeza, no tiene sentido que yo me tome un analgésico por ti. No puedes esperar que haga desaparecer tu malestar. Puedo aconsejarte que tomes un analgésico, puedo ir a comprártelo y dártelo, y también puedo quedarme contigo hasta que el dolor pase. Pero el dolor de cabeza es tuyo y es natural que seas tú quien se ocupe de él.

SITUACIÓN	EJEMPLOS DE PENSAMIENTOS ALTERNATIVOS, NEUTRALES Y PODEROSOS
Aquí hay mucho ruido y caos.	Como no puedo reducir el ruido, evaluaré si tengo ganas de continuar aquí; de lo contrario, saldré durante un momento para volver a centrarme o, si llego al límite, me despediré de todos y regresaré a mi casa.
La discusión está tomando unos tonos y unas maneras encendidos.	Siento que crece en mí la incomodidad. La discusión corre el riesgo de trascender. Estoy perdiendo la lucidez. Será mejor que le diga a mi interlocutor que volvamos a hablar de ello en otro momento.
Mi pareja sale con amigos este sábado por la noche.	Es posible que sólo necesite tiempo para mí. Mi conclusión de que él no se preocupa por mí no tiene una base fundada en este momento. Siempre puedo decirle que el sábado lo echaré de menos.

Recuerda las tres reglas...

- Interrumpe la reactividad.
- Pon conciencia en tus acciones.
- Anticipa el límite.

Pregúntate...

- ¿Qué me pasa por la cabeza en este momento?
- ¿Estoy llegando a conclusiones de una manera apresurada?
- ¿Estoy generalizando?
- ¿Estoy aquí y ahora, o estoy repitiendo algo del pasado?
- ¿Estoy tratando con cuidado mi sensibilidad?
- ¿Estoy haciendo todo lo que puedo para cuidarme?

Practica para...

- Generar explicaciones alternativas («También podría ser...», «Tal vez las cosas sean de otra manera...»).
- Hacer evaluaciones neutrales.
- Si careces de información, aprende a preguntar, sin apresurarte a sacar conclusiones o hacer deducciones infundadas («No me ha devuelto la llamada. ¿Cómo es posible?»).
- No absolutizar (evitar los «siempre», «todo», «nunca», «nada»).

- No generalizar («los otros», «todos», «por lo general»).
- No quejarse.
- No dramatizar.
- Simplificar.

Actuar sobre situaciones

Distinguir entre sensaciones, pensamientos y emociones te permite manejar la percepción para no llegar al sentido de opresión y, por lo tanto, evitar caer en la zona de colapso. Pero esta capacitación también tiene un segundo propósito: implementar los comportamientos apropiados para sentirse mejor. Sólo si somos conscientes de nuestras necesidades, podremos intervenir de manera efectiva incluso en situaciones externas, creando cambios pequeños pero útiles.

¿Cómo? Aprende a hacerte esta pregunta a menudo: «¿Qué puedo hacer que esté en mi poder, aquí y ahora, para sentirme más a gusto?».

Así es como un paciente se enfrentó a una situación de sobrecarga, antes y después de trabajar en la conciencia de situaciones, sensaciones, emociones y pensamientos.

Antes:

PAS: En el trabajo, el hecho de que estemos en una oficina diáfana me afectó mucho... los teléfonos que no dejan de sonar, todas las voces superpuestas de los colegas, las personas que pasan. Mi mente hace tres veces el esfuerzo de concentrarse y me lleva más tiempo hacer mi trabajo.

Después:

PAS: Empecé a repetirme a mí mismo como un mantra: «¿Qué puedo hacer que esté en mi poder, aquí y ahora, para sentirme más a gusto?». Después de algunos intentos encontré la solución que mejor se adaptaba a mi persona: en esos momentos del día en los que tengo que trabajar solo en el ordenador y no tengo que relacionarme con nadie de la oficina, me pongo tapones en los oídos para bajar mucho el umbral de ruido, pero poder continuar escuchando si suena mi teléfono o si alguien me habla. Esto ha reducido enormemente mi ansiedad y puedo trabajar con más confianza.

Al hacerlo, los comportamientos que implementamos, incluso en las situaciones más críticas, son acciones, y ya no reacciones; son elecciones y ya no son automáticas.

SITUACIÓN	**SENSACIONES**	**EMOCIONES**	**PENSAMIENTOS**
Pregunta que debes hacerte: «¿Qué pasa en el ambiente?»	Pregunta que debes hacerte: «¿Qué siente mi cuerpo?»	Pregunta que debes hacerte: «¿Cuál es mi estado de ánimo?» Una sola palabra.	Pregunta que debes hacerte: «¿Qué tengo en mente ahora?» Generar pensamientos alternativos, neutrales, potenciadores.

¿QUÉ PUEDO HACER QUE ESTÉ EN MI PODER, AQUÍ Y AHORA, PARA SENTIRME MÁS A GUSTO?

ACCIONES (OPCIONES, NO REACCIONES)

- Si te sientes abrumado por los ruidos (sensación), reprocharte mentalmente por aguantar (pensamiento) no te ayudará.
- Si estás enojado (emoción) no se te pasará haciendo crucigramas (pensamiento).
- Si tienes que encontrar una solución a un problema económico (pensamiento), no te sentirás mejor saliendo con los amigos a tomar unas copas (sensaciones + emociones) durante un par de horas.
- Es inútil, si estás preocupado (pensamientos y emociones), hartarte de dulces o emborracharte (sensación).

Una vez que te haya enseñado a distinguir las cosas, podrás aprender a proporcionar la respuesta correcta a cada necesidad y luego crear paulatinamente el entorno que mejor se adapte a tus necesidades.

Y AHORA... ¡A PRACTICAR!

Posibles acciones si el malestar es una sensación

- Blíndate / protégete físicamente (como la PAS del ejemplo, que usa tapones para los oídos).
- Blíndate / protégete mentalmente: utiliza las técnicas del capítulo «La empatía y los límites» o, si te resulta agradable, imagínate una verdadera burbuja de protección a tu alrededor, invisible pero impermeable a todo lo que no deseas.
- Si puedes, deja que la sensación termine (por ejemplo, si te has distraído por la sensación de hambre, come algo).
- Limítala, redúcela o regúlala.
- Aléjate, tómate unos minutos de descanso en otro lado.
- Si en ese momento no puedes hacer nada, piensa en si tienes espacio para tolerarla hasta que puedas hacer algo diferente.

Posibles acciones si el malestar es provocado por una emoción

- Reconócela.
- Etiquétala, ponle un nombre.
- Exprésala en palabras en tu interior.
- Si existen condiciones, exprésalas también al exterior, a la persona interesada o a alguien en quien puedas confiar.
- Si es desagradable, trata de no rechazarla, pero deja espacio, contenla (puedes ayudarte respirando profundamente durante unos minutos).
- No lo amplifiques: puedes sentir una emoción sin ahogarte en ella.
- Deja que cambie, recuerda que las emociones son, por definición, volátiles y cambiantes, y que cambian con rapidez incluso en el transcurso de unas pocas horas.

- Siente si puedes hacer algo para aflojarla, pero sin la intención de eliminarla o negarla.

Posibles acciones si el malestar es producido por un pensamiento o una convicción

- Utiliza todas las técnicas descritas antes para reconocer el pensamiento o la creencia perturbadora.
- Emplea las preguntas sugeridas en la p. 54.
- Evalúa las alternativas.
- Asume otros puntos de vista.
- Pídele consejo a alguien.
- Pide ayuda si crees que te resultará de utilidad.
- Encuentra nuevos recursos y herramientas; si no los tienes, apréndelos.
- Trata de dejarlo ir: déjalo ir, déjalo ir.
- Intenta ser indulgente contigo mismo.
- Utiliza las estrategias ilustradas en el siguiente capítulo.

Disciplinar la atención

Podemos comenzar a vivir con un mayor equilibrio psicofísico simplemente disciplinando con suavidad nuestra atención, recuperando el tiempo para mirar realmente las cosas por lo que son, y no por lo que estamos acostumbrados a pensar, temer o esperar que sean.

Aprender finalmente a responder al estrés, en lugar de reaccionar, puede generar una relación diferente y más serena con la complejidad de la vida.

GHERARDO AMADEI

El *mindfulness*

Es muy difícil explicar en pocas líneas qué es el *mindfulness*. Por esta razón, he optado por proponer aquí sólo ese aspecto del *mindfulness* que para las PAS es de mayor utilidad e importancia: disciplinar la atención. Y he querido hacerlo a través de las extraordinarias palabras de uno de mis mejores maestros, por desgracia fallecido a principios del año 2016. Una atención extraordinaria como la nuestra, pero fuera de control, es como un niño brillante en la escuela, pero del todo indisciplinado. «Mindfulness» es el nombre que recibe en la actualidad un conjunto de técnicas de meditación que han existido durante cientos de años, pero que sólo hoy han sido científicamente validadas y han demostrado resultados excepcionales en la mente y el cuerpo. Podemos hablar de la meditación terapéutica, si se prefiere, o de técnicas confirmadas por la neurociencia para ejercitar la atención y tomar conciencia de los propios estados internos. ¿Por qué lo propongo aquí? Porque el *mindfulness* ha demostrado que resulta eficaz para reducir muchos síntomas relacionados con la sobreexcitación de las PAS.

Hemos visto cómo la atención es la peculiaridad y también la criticidad de las PAS. También hemos visto cómo la atención puede considerarse un músculo: concentrarnos en una sola cosa a la vez la fortalece y nos fortalece, mientras que ceder a la multitarea y a la fragmentación de las distracciones la debilita y nos envía a la *overarousal*.

En nuestro caso, el *mindfulness* es la herramienta principal para aprender a enfocar y a disciplinar la atención y, por lo tanto, hacer de nuestra hipersensibilidad un valor excepcional.

Los beneficios secundarios de esta práctica son una reducción importante de todos los síntomas de opresión y estrés que experimentamos cuando estamos en la zona de riesgo o en la zona de colapso.

Un estudio de 2010 aplicó el *mindfulness* a un grupo de PAS para reducir el estrés, la ansiedad social, aumentar la autoaceptación y la autoestima, regular la empatía y fomentar el crecimiento personal.

Los resultados fueron sorprendentes: después de una práctica de ocho semanas, todos los participantes mostraron, a través de cuestionarios y exámenes instrumentales, una disminución del estrés y de la ansiedad y un aumento en la sensación de bienestar y en la autoeficacia. Esta mejora se definió como muy importante y los efectos persistieron mucho después del final de la práctica, hasta un mes más tarde.

Muchas técnicas meditativas tienen implicaciones terapéuticas. La meditación trascendental se sugiere en algunos textos de Aron. Aunque es adecuada, no es la única ni la más idónea para todos. Es esencial que cualquiera que desee intentarlo se deje guiar por sus propios sentimientos y elija la técnica que más se adapte a sus necesidades.

Personalmente, he meditado desde que tenía 20 años y he experimentado de diferentes maneras y con diversas técnicas.

Tengo experiencia en la meditación trascendental, la meditación mantra, la meditación zen, la meditación vipassana, la meditación caminando y el *mindfulness.* Según mi experiencia personal y profesional, el *mindfulness* es la que dio los resultados más mensurables.

Fue Jon Kabat-Zinn, profesor emérito de Medicina y fundador de la Clínica para la reducción del estrés a través del *mindfulness (Stress Reduction Clinic)* y del Center for Mindfulness in Medicine, Health Care and Society de la University of Massachusetts Medical School, quien, después de años de investigación, desarrolló un conjunto de técnicas y un protocolo (MBSR, *Mindfulness Based Stress Reduction)* para enfrentarse al estrés, la ansiedad y a una serie de síntomas aplicables a diferentes situaciones y trastornos.

¿Cuáles son los beneficios?

El *mindfulness,* practicado de manera continuada, ha demostrado que es capaz de reducir:

- El estrés psicológico.
- La ansiedad.
- Los miedos y las fobias.
- La dificultad para conciliar el sueño.
- La depresión.
- La ira.
- La tendencia a reflexionar en exceso.
- La distracción.
- La desorganización cognitiva.
- Algunos comportamientos de evitación.

Además:

- Mejora la calidad de vida.
- Mejora la concentración.
- Aumenta la conciencia de los estados interiores.
- Reduce la reactividad.
- Regula la empatía.
- Produce un sentido de autocohesión.
- Induce la capacidad de perdón y la compasión.

Por todos estos motivos, he comprobado a lo largo de los años que el *mindfulness* es una de las mejores herramientas, de manera que lo utilizo tanto en mis cursos como en mi trabajo individual con PAS, en mi consulta y también a través de sesiones *on-line* y en mí misma.

Se trata de sentarse, inmóvil, centrar la atención en un único objeto específico, por ejemplo, nuestra respiración, y tomar conciencia de los estados interiores que surgen y de los pensamientos cuando llegan para distraernos. ¿Eso es todo? Exactamente.

Si estás pensando que es una práctica de los monjes tibetanos del Himalaya te equivocas. El objetivo es neurofisiológico: entrenar a nuestro cerebro para que piense y reaccione de una manera más equilibrada; aunque la atención plena es mucho más que eso.

El entrenamiento consiste en ser consciente de que la mente está siempre en otro lugar, agitada, y en tener consciencia de ella cada vez que esto sucede. Es con la distracción continua y tras darse cuenta de ello, centrando cada vez la atención en la respiración, cuando la atención se consolida y la mente se tranquiliza.

Propondré una práctica simple y breve en los ejercicios: si quieres, pruébala, y, si tienes curiosidad, aprende más, lee y experimenta.

Para nosotros, la hipersensibilidad es una técnica verdaderamente extraordinaria.

Cuando el cuerpo está quieto, la mente se calma poco a poco. Y eso es bueno para nosotros.

Entrenar la atención para centrarse en la respiración significa aprender a dirigirla, enfocarla y reanudarla cuando los miles de estímulos ambientales nos distraigan y disipen nuestras energías en la vida cotidiana.

Elegir sentarse y practicar el *mindfulness* ya es una opción de no reactividad: es la declaración consciente de que no queremos reaccionar a lo que escuchamos o lo que ha sucedido, de que decidimos «quedarnos» y darnos confianza. Y esto también es bueno para nosotros. Además, el *mindfulness* nos permite, con el tiempo, aprender a contenernos, a calmarnos y a protegernos. Y eso también es necesario para nosotros.

La práctica de la bondad amorosa

El capullo representa todas las cosas,
también aquellas que no florecen,
ya que todo florece, desde dentro;
incluso si a veces es necesario
recordarles a las cosas su belleza,
posar una mano sobre la flor
y repetirle
con gestos y palabras
que es hermosa,
hasta que vuelva a florecer,
desde dentro, con autobendiciones.

GALWAY KINNELL

Hay otra técnica de *mindfulness* que he experimentado y que me ha impresionado profundamente. Es la práctica de la *bondad amorosa,* o *metta,* una técnica que se basa en dirigirse a uno mismo (y, si se desea, a otros) frases positivas o bendiciones.

La práctica nació en la tradición budista, pero el *mindfulness* se purificó de todos los aspectos religiosos y se mensuraron sus efectos positivos en el cerebro para convertirla en una parte integral de los protocolos de *mindfulness* para la reducción del estrés.

Se trata de dirigir estas frases benévolas a uno mismo:

Que yo pueda estar a salvo, libre de todo peligro.
Que yo pueda ser feliz.
Que yo pueda tener buena salud.
Que yo pueda vivir con comodidad.

Es de una sencillez desarmadora. La primera vez que experimenté esta técnica, durante un retiro de meditación, me conmovió tanto que no pude evitar echarme a llorar. Fue un llanto de ternura, de participación, de compasión por todas las partes de mí que siempre había maltratado, criticado, juzgado, rechazado.

Sharon Salzberg, la erudita que introdujo la *metta* en Occidente, explica cómo en un principio se sentía estúpida al repetir mentalmente unas frases en las que no creía y que parecían demasiado edulcoradas. Pero su maestra le dijo que continuara, y ella lo hizo, incluso sin entender su significado. Se dio cuenta de los resultados después de unos meses: un día rompió accidentalmente un objeto valioso con apreciaba mucho. Fue consciente de que algo profundo había cambiado en su interior. Una voz interior le susurró suavemente: «Está bien, no importa». Se dio cuenta de que habitualmente habría empezado una terrible retahíla de juicios y reproches. «¡Eres una estúpida! ¡Mira lo que has hecho! ¡Eres la de siempre! ¡Eres un verdadero desastre!». Pero esta vez no ocurrió así. Estaba empezando a aprender la aceptación, la bondad amorosa, la compasión incluso hacia sus lados más incómodos.

La práctica tiene este efecto, además de todos los demás beneficios en neurofisiología que hemos mencionado antes. Te invito a que la experimentes y sientas lo que sucede, sin expectativas y sin juicios.

Es probable que al principio experimentes irritación o inquietud debido al hecho de pronunciar frases de benevolencia tan diferentes de los reproches y juicios que normalmente te diriges a ti mismo. De acuerdo, date tiempo. Lo importante es pronunciar o pensar las palabras de manera intencionada, poniendo atención en ellas y no como si estuvieras recitando palabras al azar o de manera vacía.

La práctica por lo general se compone de estas cuatro frases, pero se recomienda que se sea creativo. Piensa en las frases que te tocan y encuentra las palabras que te suenen mejor. La única regla es comenzar siempre con «Que yo pueda», y mientras pronuncias las palabras, piensa en dirigírtelas a ti mismo.

Que pueda estar a salvo, libre de todo peligro.
Que pueda ser feliz.
Que pueda tener buena salud.

Que pueda vivir con comodidad.
Que pueda librarme del miedo.
Que pueda apreciar mi sensibilidad.
Que pueda aceptarme tal como soy.
Que pueda recordar ser amable.
Que pueda quererme tal como soy.
Que pueda…

Sé creativo. Sigue tu instinto.

Cuando hayas elegido tus frases (te recomiendo cuatro o cinco a lo sumo), comienza a practicar repitiéndolas mentalmente, o incluso empieza susurrándolas, en el mismo orden, varias veces.

Cuando decidas practicar ponte una alarma: 5 minutos pueden ser suficientes al principio. Después puedes aumentar el tiempo. Presta atención a tu respiración durante la práctica: puedes hacer una respiración completa entre una frase y otra. Busca tu manera.

Déjate guiar por la práctica durante algún tiempo. No esperes nada. Concédete unos minutos al día para aprender a ser indulgente contigo mismo, para desearte todas las cosas buenas, para permitirte gratificarte.

La práctica de la bondad amorosa completa nace para ser dirigida a más personas: nosotros mismos, un benefactor, alguien que nos ha hecho bien, un ser querido distinto del benefactor, una persona neutra y una persona difícil. Pero no es casualidad que la primera persona seamos nosotros mismos. Como enseña la tradición, uno comienza practicando durante mucho tiempo solo, consigo mismo, no por egoísmo, sino más bien al contrario: desearnos el bien es el acto más difícil de bondad, porque siempre somos más duros con nosotros mismos que con las demás personas. Y si aprendemos a ser indulgentes y compasivos con nosotros mismos, por supuesto, lo seremos con los demás. Así que, al principio, la invitación es dirigirte las oraciones de benevolencia sólo a ti mismo.

Para las PAS, la práctica de la bondad amorosa es extraordinariamente útil para reprogramar nuestra mente en profundidad, porque muchos de nosotros hemos experimentado la sensación de sentirnos diferentes, extraños o equivocados, débiles o frágiles, y no hemos sido buenos con nosotros mismos, juzgándonos, reprochándonos continuamente lo que hacemos u obligándonos a ser diferentes. Las neurociencias confirman que la manera en que nos hablamos a nosotros mismos forja nuestro cerebro y nuestra mente. Aprender a dirigirnos palabras benevolentes, palabras de amor y de aprobación, a la larga puede generar un cambio profundo, no sólo en nuestra personalidad, sino también en nuestra neurología. Con esta práctica podemos:

- Aprender a ser bondadosos con nosotros mismos, antes de querer la bondad y la atención de los demás.
- Aprender a ser bondadosos con nosotros y a desearnos lo mejor, reprogramando profundamente nuestro cerebro.
- Aprender a valorarnos como personas que merecen la felicidad.
- Dedicarnos a nosotros mismos esa fantástica empatía que solemos reservar para las demás personas.

Además de todo esto, la *metta* es una técnica tan dulce y tan altamente sensible que al practicarla percibimos de inmediato una sensación de paz e integridad, una quietud que es como darnos un hermoso abrazo.

Y AHORA... ¡A PRACTICAR!

Las prácticas propuestas deben llevarse a cabo en un lugar donde no puedas ser molestado y en el que reine el silencio, sin el apoyo de música relajante ni nada similar, todos los días.

Una práctica guiada de mindfulness sobre la respiración

Ésta es una simple y breve práctica de *mindfulness* que puedes utilizar para practicar. Puedes leerla varias veces, aprender los principales fragmentos y luego experimentar dejándote guiar por el instinto. O puedes usar tu propia voz como guía, leer mientras te grabas y luego escucharte. Utiliza un tono suave y relajado. Cuando llegues a los tres puntos seguidos, haz un pequeño descanso. Por supuesto, el *mindfulness,* como todo, requiere tiempo y práctica para dar resultados satisfactorios. Puedes comenzar con 5 minutos al día y luego aumentar hasta 20 o 30 minutos al día.

Colócate en un lugar donde sepas que no te molestarán... sentado en una posición cómoda en una silla o en el suelo en una postura de meditación, una posición en la que puedas sentirte alerta y presente. Evita tumbarte; de lo contrario, podría invadirte el sueño y alejarte de la experiencia. Tu espalda debe estar recta pero no rígida; si estás sentado en una silla, tus pies deben estar paralelos entre sí y descansar en el suelo, mientras que si estás sobre una almohada en el suelo, ten cuidado de que la pelvis esté más alta que las rodillas para potenciar la circulación. Puedes cerrar los ojos, ya que así te resultará más fácil centrar tu atención en tu interior. Comienza a relegar a un segundo plano los sonidos del ambiente y lleva la atención a tu cuerpo, a los puntos de tu cuerpo que descansan sobre las superficies: la silla, la almohada, el suelo, los hombros relajados, lejos de las orejas. Coloca las manos en el regazo o en los muslos. Lleva la atención a las sensaciones del cuerpo, simplemente sintiendo lo que está ahí, sin intervenir ni tratar de modificar nada. Puedes sentir la temperatura de algunas partes del cuerpo: el hormigueo en ciertas áreas, o nada. También puedes sentir la cualidad de las emociones dominantes en este momento... simplemente nótala sin juzgar. Tómate unos momentos para sentir cuál es la cualidad de la mente ahora... aquí y ahora... ¿Agitada? ¿Curiosa? ¿Tranquila? ¿Preocupada? ¿Apática? Sea la que sea, está bien. Ahora centra la atención

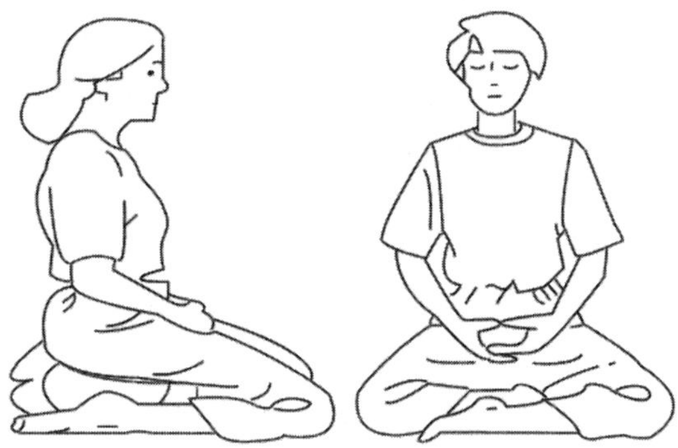

en la respiración. La atención es como un rayo de luz. Acércalo ahora a tu respiración... siente el proceso de la respiración en su devenir... momento a momento... Sé consciente de qué parte del cuerpo es aquella en la que percibes más claramente las sensaciones relacionadas con la respiración: puede ser el abdomen... está bien... siente el aire que entra y sale, hincha y deshincha el vientre. Recuerda: no estás pensando en el abdomen, estás sintiendo el abdomen, que se mueve con cada inhalación y exhalación, o la respiración puede ser más nítida en el pecho... también está bien así... Sé consciente de cada inhalación que hincha la caja torácica y levanta los hombros ligeramente. Luego, presta atención a la espiración, que deshincha la caja torácica mientras liberas el aire. O tal vez sientes vivamente el aire que entra y sale por la nariz. Eso también está bien. Toma conciencia de las sensaciones del aire fresco cuando entra en las fosas nasales y del aire más cálido cuando sale de ellas. Una vez que hayas escuchado cuál es el área en la que sientes mejor tu respiración centra allí tu atención como un rayo de luz. Intenta tomar conciencia de esa respiración ahora mismo, precisamente ahora... y en este otro momento... y en este otro momento... Observa si existe alguna inquietud en tu cuerpo... dificultad para permanecer quieto... Es natural... intenta abrirte aún más a la experiencia que estás realizando... trata de dejarte ir... también es completamente normal que tu mente se rebele contra esta práctica... la mente pasa de un pensamiento a otro, de una idea a otra, y es normal que te distraigas continuamente. El mindfulness *es sólo eso. Cada vez que adviertas que has perdido la atención en la respiración y que has seguido un pensamiento, detente, y, suavemente, pero con firmeza, centra de nuevo la atención al flujo de la respiración... Simplemente, mientras inhalas, siente que estás respirando... Mientras exhalas, siente que estás exhalando... Eso es todo... No se te pide nada más... sólo que vuelvas a la respiración otra vez... y otra vez... cada vez que tu atención siga a una emoción... a una idea... a un sonido que la distrae... permanece durante algún tiempo enraizado en la respiración... La respiración*

es un ancla a la que puedes regresar, porque la respiración está siempre en el momento presente... la respiración está siempre contigo... puedes confiar en el proceso de la respiración que enseña a acoger... y dejarte ir te enseña a permanecer aquí, con tu atención, momento tras momento. Tómate unos instantes para permanecer en silencio, consciente de la inspiración y de la espiración.
(Permanece en silencio durante 1 o 2 minutos).
Siente dónde está tu mente ahora...
Suavemente lleva la atención a la respiración...
(Permanece así 1 o 2 minutos más).
Cuando suene la alarma, mueve el cuerpo, estírate lentamente y vuelve a abrir los ojos.

Una práctica de bondad amorosa

Comienza dedicándole unos minutos a la práctica de la respiración, como en el ejercicio anterior.

Siéntate en una posición cómoda en una silla o en el suelo en una postura de meditación, una posición en la que puedas sentirse alerta y presente; de lo contrario podría invadirte el sueño y alejarte de la experiencia. Con los ojos cerrados te resultará más fácil prestar atención al interior. Comienza a relegar a un segundo plano los sonidos del ambiente y centra la atención a tu cuerpo. La espalda debe estar recta pero no tensa, los hombros tienen que estar bien abiertos pero no contraídos... lejos de las orejas... las manos descansan en tu regazo o en tus muslos... presta atención a las sensaciones corporales... simplemente sintiendo lo que está ahí... sin intervenir ni intentar modificar nada. Puedes sentir la temperatura de algunas partes del cuerpo, el hormigueo en ciertas áreas o incluso nada. También puedes sentir la cualidad de las emociones dominantes en este momento. Simplemente siente sin juzgar. Tómate unos instantes para sentir cómo es la mente ahora, aquí y ahora: agitada, curiosa, tranquila, preocupada, apática... Sea la que sea, está bien. Ahora centra la atención en la respiración. Siente el proceso de la respiración en su devenir... momento a momento: inhala... exhala... centra ahí tu atención como si fuera un rayo de luz. Intenta tomar conciencia de este aliento ahora mismo... ahora... y en este otro momento... y en este otro momento...

Cuando se sientas preparado, comienza a pronunciar tus oraciones, piensa en ellas o susúrralas si eso te ayuda, al menos tres veces seguidas, pero puedes continuar el tiempo que te resulte útil.

Las siguientes frases son mis favoritas para este momento, pero siéntete libre de crear las tuyas propias:

Que pueda estar a salvo y libre de todo peligro.
Que pueda ser feliz.
Que pueda estar en paz.
Que pueda tener buena salud.
Que pueda apreciar mi sensibilidad.

(Permanece en silencio durante 1 o 2 minutos, siendo receptivo a todo lo que emerge).

Al final, mueve tu cuerpo, estírate lentamente y vuelve a abrir los ojos.

La descompresión del cuerpo

El cuerpo y la mente son funcionalmente idénticos: lo que le sucede a la mente refleja lo que le sucede al cuerpo, y viceversa. La salud está relacionada con el estado de vitalidad del cuerpo. Todo estrés produce tensión, una contracción en el cuerpo que disminuye la vitalidad y la salud en general.

Alexander Lowen

En la primera parte del libro hemos visto que la relación entre la PAS y el cuerpo es complicada.

Hipersensible, hiperreactivo, el cuerpo de las HSP sufre inmediatamente una opresión psicofísica, se colapsa más con más facilidad y requiere más tiempo para recuperar el estado de salud. Sensible también desde el punto de vista inmunológico, las PAS a menudo sienten malestar emocional o son más delicadas.

También hemos visto que algunos hipersensibles profundizan en las sensaciones del cuerpo, permanecen una y otra vez alerta para ver si algo está mal y se asustan por percepciones que a veces son mínimas.

En su lugar, otras PAS han realizado una elección diferente al principio: desconectarse del cuerpo y adormecer las sensaciones para intentar evitar esa sensación de opresión típica de la alta sensibilidad.

En todos estos casos el cuerpo está constantemente bajo presión. El listón de la tensión y de la fatiga está siempre en el límite, de modo que cualquier evento puede convertirse en potencia en la gota que colma el vaso y que hace que entres en la zona de colapso.

Los ejercicios de bioenergética son una ayuda válida para las PAS:

- Para prevenir el colapso.
- Para aliviar las tensiones de la *over-arousal*.
- Para realizar un buen mantenimiento diario de nuestra alta sensibilidad.
- Para volver a confiar en nuestro cuerpo.
- Para aprender a descodificar nuestras percepciones.
- Para aumentar la conciencia de nuestros estados interiores.
- Para convertir a la sensibilidad en una herramienta muy poderosa y eficaz.

Los ejercicios de bioenergética

A menudo utilizo esta metáfora en mis cursos. Imagina cada estrés que experimentamos como si fuera un automóvil que crea un atasco en una calle de la ciudad. El automóvil atascado en medio de la carretera impide el flujo normal del tráfico: poco a poco la circulación sufre, no sólo en esa zona, sino también en toda la ciudad. Si el vehículo consigue avanzar, la circulación comienza a fluir con regularidad. Esto también sucede en nuestro interior.

Cada evento estresante crea inconscientemente un bloqueo muscular que impide el flujo normal de energía, sangre y respiración, no sólo en el área afectada, sino también, y en diversos grados, en todo el organismo, lo que da lugar a una desconexión de nuestro cuerpo, pero también de nuestras emociones, ya que cuerpo y mente siguen las mismas leyes funcionales.

Los ejercicios de bioenergética tienen como objetivo ayudarnos a ponernos en contacto con las tensiones del cuerpo, reconocerlas y disolverlas, generando así un estado inmediato de bienestar dado por la liberación de la contracción física y emocional, pero también un bienestar a largo plazo debido a la disolución de los bloqueos crónicos retenidos durante mucho tiempo.

Por supuesto, la gimnasia suave o incluso el yoga son muy adecuados para las PAS. Pero la bioenergética es una técnica psicocorporal que nos ayuda a tomar conciencia de las emociones contenidas en el cuerpo, liberarlas y así lograr progresivamente un estado de bienestar, también psicológico. Los ejercicios de bioenergética son una parte integral de mi «caja de herramientas» para trabajar con las personas hipersensibles, tanto en sesiones individuales como grupales.

Sensibles y enraizados

Sabemos bien lo que nos sucede cuando estamos en la zona de colapso: ansiedad, angustia, estado de ánimo deprimido, enfermedades físicas e incluso manifestaciones más importantes como pánico, desrealización, sentido de la disociación. Literalmente nos sentimos perdidos, a la deriva, la tierra se derrumba bajo nuestros pies.

Los ejercicios de bioenergética permiten el *grounding* (o «enraizamiento»), es decir, nos adiestran para volvernos sólidos, bien asentados en la realidad, para ser resistentes, para saber cómo enfrentarnos a los desafíos, las crisis, los traumas y salir de todo ello aún más estables. Si se dice «mantener nuestros pies en el suelo» es porque esta competencia no sólo es mental, sino también corporal, y podemos practicar para dominarla. En resumen, el cuerpo se convierte en una herramienta para llegar al centro de uno mismo y fortalecerse en la vida.

Sensibles y vibrantes

La física cuántica nos ha recordado recientemente que todo lo que está vivo y vital emite una vibración.

Cada ejercicio bioenergético se desarrolla según un ciclo de contracción y expansión, que es el ciclo de la energía natural. En la fase de contracción, los músculos en los que se está trabajando están sujetos a un pequeño esfuerzo provocado voluntariamente y no demasiado intenso, lo que crea de alguna manera un tipo de tratamiento homeopático: la superposición de la tensión voluntaria sobre la tensión involuntaria y preexistente estimula al organismo a reaccionar, a liberarse y deshacer el bloqueo muscular y emocional contenido en esa área.

La liberación de la carga y la descompresión se realiza a través de:

- Pequeñas vibraciones, que se desarrollan involuntariamente en el cuerpo, del todo naturales, y que son la señal de la vitalidad innata del organismo.
- El llanto.
- La risa.
- Las emociones.
- El calor.
- La respiración profunda.
- La sensación de ligereza.
- El incremento de la energía general.
- Una agradable sensación de bienestar y relajación.

Respirar plenamente

Cuando estamos bajo estrés o en un estado de *over-arousal,* tenemos el abdomen, el pecho o la garganta contraídos y no podemos respirar bien.

En estado natural, en cambio, la respiración es como una ola que comienza en la parte profunda de la pelvis y fluye hacia la boca, mientras que las grandes cavidades se expanden para dejar entrar el aire.

La recuperación de la respiración espontánea y completa activa el modo parasimpático del sistema nervioso autónomo, lleva al organismo a un equilibrio neurovegetativo y es beneficioso a varios niveles.

En cuanto al cuerpo:

- Oxigena y permite que la circulación sanguínea regule en todos los órganos y tejidos.
- Equilibra el ritmo cardíaco y respiratorio.
- Ralentiza el pulso.

- Facilita la digestión.
- Favorece la correcta secreción hormonal.
- Reajusta la presión.
- Aumenta la relajación muscular.

En cuanto a la psique:

- Permite que la mente se calme, contrarrestando la tendencia a reflexionar en exceso.
- Disminuye la ansiedad.
- Mejora el sueño por la noche.
- Aumenta la resistencia al estrés.

Volver a confiar en las sensaciones

Gracias a los ejercicios de bioenergética aprendemos a:

- Confiar en nuestro cuerpo y en las indicaciones que nos envía.
- Valorar nuestra especial sensibilidad.
- Dar la bienvenida y reconocer las señales de advertencia o molestias que el cuerpo nos envía antes de entrar en la zona de peligro.
- Liberar las tensiones del cuerpo cuando estamos cerca del límite.
- Recuperar con más rapidez el equilibrio después de una situación de estrés, para frecuentar cada vez menos la zona de riesgo o la zona de colapso.

A medida que nos familiaricemos con la práctica, veremos que la vitalidad y la cantidad de energía física y mental tienden a aumentar, con lo que adquirimos una mayor capacidad para enfrentarnos a eventos estresantes.

Los efectos, que luego se consolidan con el tiempo, son evidentes incluso después de una sola sesión:

- Mejora de la sensación de enraizamiento y de solidez del cuerpo.
- Mayor conciencia corporal.
- Ligereza mental.
- Mayor capacidad para enfrentarse a las situaciones.
- Mejora del descanso.
- Aumento de la vitalidad general.
- Mejor capacidad de relajación.

La bioenergética, además de ser una herramienta válida, fue muy importante para mí durante un momento muy difícil en mi vida. Alrededor de los 30 años de edad, tuve que enfrentarme a una grave enfermedad. Fue entonces cuando comencé a tener claros signos de que mi sensibilidad no era una debilidad en absoluto, sino una fuerza poderosa.

Las técnicas que propongo fueron extraordinariamente útiles para mí entonces, y una vez que me recuperé, las he estudiado durante mucho tiempo y me he especializado aún más para transmitirlas como recurso a otras personas. Esperaba con ansia el día de mi sesión de ejercicios bioenergéticos: era un espacio donde por fin podía rendirme y abandonarme. Podía tan sólo dejarme ser y escucharme profundamente.

A medida que mi cuerpo se movía, respiraba y vibraba, sentía que no estaba sola, que había una solidez dentro de mí que me apoyaba y me guiaba y que tenía mucha más fuerza de la que pensaba. Volví a tener contacto con mi sensibilidad y con la bondad que todos nosotros necesitamos.

A menudo sentía emociones muy intensas durante el trabajo: rara vez eran desagradables, más a menudo me conmovían o me provocaban lágrimas que disolvían una contractura profunda, mientras se liberaba el diafragma o se abría la pelvis.

Después de las sesiones, ya no volví a ser la misma de antes. Cada vez aprendía algo sobre mí misma que no sabía antes, me iluminaba o cargaba. Si estaba cansada, me sentía cargada. Si estaba un poco deprimida, salía completamente regenerada.

No es magia: es la sabiduría del organismo la que hace lo necesario para encontrar el equilibrio.

Y la bioenergética es una herramienta valiosa que habla de la sabiduría y la de sensibilidad de nuestro cuerpo y nos ayuda a encontrar ambas.

La experimenté en mí misma y la experimento a diario en mi consulta como psicoterapeuta.

Y AHORA... ¡A PRACTICAR!

Posición básica

Ponte de pie, con las piernas a la anchura de tus caderas, los pies paralelos entre sí, con las puntas ligeramente hacia dentro, las rodillas relajadas y flexionadas, de modo que si miramos hacia abajo no veamos la punta de nuestros pies. Ten cuidado de que las rodillas no se bloqueen hacia dentro: mantén algo de presión sobre la parte externa de los pies para mantener las rodillas paralelas. La pelvis debe estar ligeramente girada hacia atrás, como si estuviéramos apoyados en un taburete alto. El abdomen relajado. Los brazos a lo largo del cuerpo. Los hombros relajados. La columna vertebral recta pero no rígida. Las cervicales en posición natural. Ponte erguido como si un hilo imaginario tirara de ti desde la parte superior de la cabeza. Los ojos relajados, cerrados o con la mirada fija en un punto en el suelo delante de ti. Las mandíbulas relajadas y los labios ligeramente separados. La respiración es espontánea, desde la boca. El peso está en la planta de los pies, un poco más desplazado hacia la parte delantera. Empieza a familiarizarte con esta posición inusual, pero muy útil para descargar y centrarte. Efectúa unas cuantas respiraciones en esta posición y simplemente concéntrate en el cuerpo y en las sensaciones que se desprenden de él.

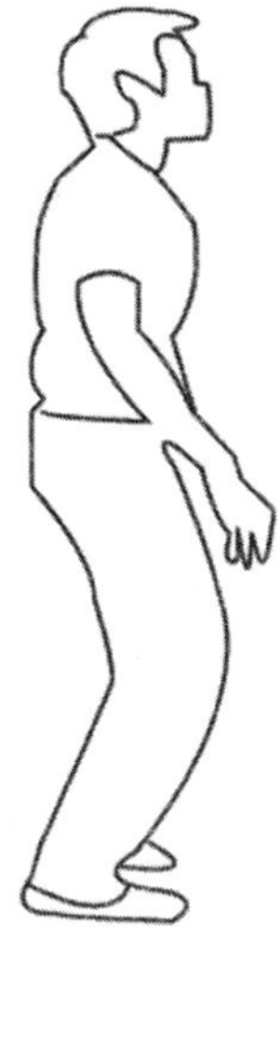

Grounding con carga en las piernas

Este ejercicio es excelente por la mañana para cargarte de energía, o durante el día para recrear la descompresión y la recarga en el sistema sensible. Adecúate de acuerdo a las posibilidades de tu cuerpo y, si sientes dolor, detente de inmediato.

Comienza por asumir la posición básica. Concéntrate y efectúa una respiración con conciencia plena.

Luego, desde esta posición, comienza el trabajo de carga y descarga sobre las piernas.

Inhalando por la boca, dobla las piernas un poco más hacia la parte inferior. Exhala, presiona el suelo con los pies y sube lentamente hasta volver a la posición básica.

Intenta no avanzar el pecho y los hombros al bajar.

En el ascenso, en cambio, el movimiento comienza desde los pies, que empujan hacia el suelo, y no desde la pelvis. Y ten cuidado de no bloquear las rodillas nunca.

Puedes mantener los ojos abiertos con la mirada fija en un punto o los ojos cerrados. Elige lo que prefieras.

Si te permites algún movimiento y te familiarizas con el ejercicio, notarás que emergen pequeñas vibraciones en las piernas. ¡Es algo muy bueno! Permítete adentrarte en el ejercicio sin juzgar. Dale tiempo al cuerpo.

Recuerda:

Mientras inspiras, desciende; a medida que dejas salir el aire, presiona el suelo con los pies y vuelve a subir.

Deja que sea el aliento el que dicte los tiempos.

Una inspiración para bajar. Una exhalación para subir. Continúa durante unos minutos y siente lo que sucede.

Puedes sentir temblores naturales en las piernas, pero también en otras partes de tu cuerpo: no te asustes, es completamente natural y, de hecho, en esta técnica se espera que ocurra.

Luego finaliza volviendo a la posición básica y, con los ojos cerrados, escucha las sensaciones durante unos instantes.

¿Cuáles son las sensaciones de tu cuerpo? ¿Qué sientes?

¿Cómo ha cambiado la temperatura? ¿Cómo te sientes? ¿Cuál es la calidad del enraizamiento, del apoyo en el suelo? ¿Cuál es la calidad de la presencia mental? ¿Cómo es la respiración? ¿Cuál es la emoción dominante?

Grounding con curvature hacia delante(bend-over)

Este ejercicio es excelente al final del día para proporcionar una descompresión psicofísica al organismo sensible y liberar el exceso de tensión. Otro efecto es la descompresión de los discos intervertebrales, con un alivio inmediato. Adecúate de acuerdo con las posibilidades de tu cuerpo y, si sientes dolor, detente de inmediato.

Comienza por asumir la posición básica. Concéntrate y efectúa una respiración plenamente consciente.

Luego, desde esta posición, deja que la cabeza se incline hacia delante, llevando la barbilla hacia el pecho. Respira de manera natural, mientras que te desequilibras ligeramente hacia delante y dejas que también los hombros y los brazos desciendan siguiendo el peso de la cabeza. Muy lentamente, deja que el peso de la cabeza, abandonada hacia delante, extienda la columna vertebral hacia abajo poco a poco, una vértebra tras otra. Efectúa este movimiento con atención, lentamente, sin tirones: deja que suceda sin forzarlo. Debe ser la fuerza de la gravedad la que guíe la cabeza y los brazos hacia el suelo y permita que la espalda se extienda.

Las rodillas deben estar siempre aflojadas y flexionadas: no estás haciendo estiramientos. Intenta mantenerlas paralelas y no cruzarlas. Si puedes, detente con los dedos tocando el suelo, pero no te apoyes en ellos. Son las piernas las que deben soportar tu peso. Los pies mantienen una leve presión contra el suelo para que no te sientes sobre la pelvis. Ten cuidado de dejar las vértebras cervicales aflojadas y de abandonar la cabeza a la acción de la fuerza de la gravedad, libre.

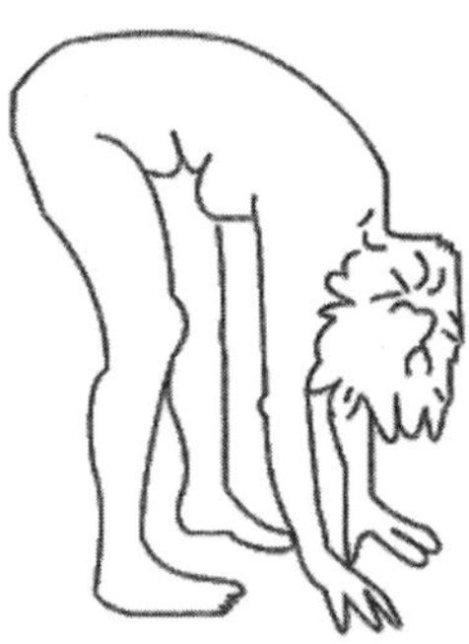

Permanece en esta posición durante el tiempo que te sientas bien. Respira por la boca o por la nariz de manera natural, lo mejor que puedas. También puedes imaginar que respiras desde la columna vertebral y que oxigenas las vértebras, nutriéndolas y relajándolas.

Cuanto más te encomiendes a tus piernas, más permitirás las vibraciones sutiles y más agradable será la posición. Concédete tiempo para experimentar. Cuando quieras volver a subir, debes efectuar una serie de pasos.

En primer lugar, hazlo poco a poco y respira profundamente. Si los cerraste, ahora abre los ojos de nuevo.

Primero, dobla las rodillas un poco más, acercando la pelvis al suelo como si quisieras empujar. Luego presiona con fuerza con los pies contra el suelo: a partir de ese movimiento todo el cuerpo tomará la fuerza necesaria para recuperar una posición vertical.

La cabeza permanece abandonada durante todo el tiempo, inclinada hacia el pecho y relajada. Tenderás a contraer el cuello: centra tu atención para evitarlo.

Primero, vuelve a poner rectas las piernas (pero no las tenses); luego la pelvis, el área lumbar, toda la espalda, los hombros y, finalmente, pon recta la cabeza.

Recupera la posición básica, sin extender demasiado las rodillas, y permanece así, con los ojos cerrados, si lo deseas, durante unos instantes.

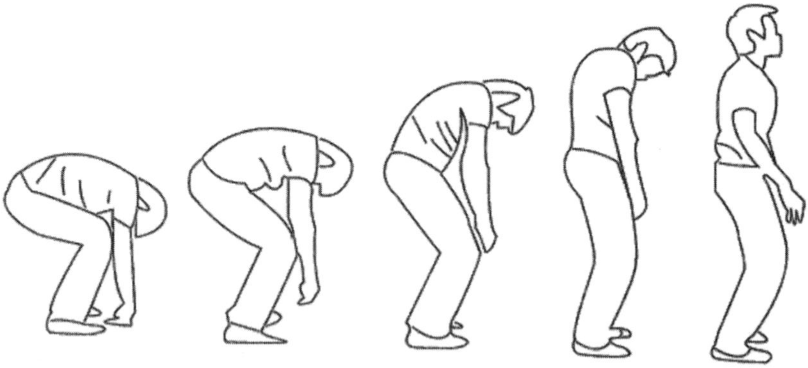

Aprecia todos los pequeños cambios que han tenido lugar después del ejercicio: en los músculos, en la respiración y también en las emociones y en los pensamientos.

¿Cuáles son las sensaciones en el cuerpo? ¿Qué notas?

¿Cómo ha cambiado la temperatura? ¿Cómo te sientes? ¿Cuál es la calidad del enraizamiento en la tierra? ¿Cuál es la calidad de la presencia mental? ¿Cómo es la respiración? ¿Cuál es la emoción dominante?

La diversión y la creatividad

Para nosotros, la diversión no consiste en «hacer algo», sino más bien en «hacer menos» o «no hacer». Para las PAS divertirse significa permitirse ser.

Palabras clave: descompresión y ligereza

Una palabra que me gusta mucho y que bien puede representar nuestro estilo hipersensible de diversión es la descompresión: algo que se comprime está sujeto a un peso, a una presión, está tenso, contraído, apretado, endurecido, frío. Algo que se permite ser, se expande, relaja, suaviza, estira, calienta y se vuelve más ligero.

Esto me lleva al segundo ingrediente de nuestra diversión: la ligereza. Una cosa liviana flota, vuela, respira, tiene amplitud, se mueve suavemente y va adonde quiere. Italo Calvino solía decir que la ligereza no es superficialidad, es tener el corazón ligero, y me parece que esta definición es poética y, al mismo tiempo, se sujeta a nuestra manera de ser.

Seamos claros: para los HSP, en el divertimento siempre debe haber densidad, significado, sentido. La superficialidad, la charla inútil, los lugares comunes nos aburren y nos molestan mucho. Para divertirnos debemos tener el corazón ligero. Para reír de verdad, partiéndonos el pecho, los hipersensibles debemos, ante todo, sentirnos seguros, sentirnos en el lugar correcto, ser aceptados, vistos, incluidos.

Debemos sentirnos completos y no juzgados. Entonces también podemos convertirnos en el «cabecilla», en el conductor de la velada, en el histriónico que desempeña mil roles, en el creativo que propone nuevas actividades, con ironía inteligente pero que no hiere, con nuestra capacidad para empatizar y comprender qué es lo que les gusta a los demás, con nuestra manera de hacer las cosas, involucrando a todos los presentes y generando una atmósfera en la que se comparte la alegría y te envuelve.

Por esta razón, es posible que nos divirtamos mucho con personas sensibles como nosotros, por quienes nos sentimos comprendidos y con personas que nos aprecian o, de manera paradójica, con extraños o personas que hemos conocido recientemente, con quienes por último podemos ser nosotros mismos porque ellas no nos conocen y no nos etiquetan.

Con el tiempo, tanto con respecto a mis pacientes como con mi experiencia personal, he descubierto que éstos son los ingredientes necesarios para una buena diversión para las HSP y que podemos dejar de obligarnos a disfrutar «como los demás» y juzgar si las actividades que son de ocio para la mayoría de las personas son una fuente de estrés para nosotros.

Aquí he incluido una lista, no definitiva, por supuesto, de actividades adecuadas para nuestra descompresión y ligereza basadas en las experiencias que me explican personas hipersensibles dentro y fuera de mi consulta de psicoterapia y también basadas en mis experimentaciones:

- Escuchar música.
- Tocar música.
- Ir a un concierto (valorando el impacto del ambiente).
- Ver una película (que esté en sintonía con nosotros).
- Estar en contacto con animales.
- Leer.
- Escribir o llevar un diario.
- Ir a un restaurante, experimentar con nuevos sabores.
- Ir a locales donde hay música, siempre y cuando se pueda hablar.
- Cuidar de las plantas o de un huerto.

- Crear con las manos: pintar, esculpir, hacer *decoupage,* bricolaje, carpintería...
- Cocinar.
- Practicar deportes, con las recomendaciones anteriores (ver pág. 129).
- Estar en contacto con los niños.
- Pasar tiempo con otras personas hipersensibles.
- Ir de compras, pero durante un breve período de tiempo, solo o en compañía de una persona con la que seamos íntimos.
- Reordenar la habitación o la casa.
- Hacer la limpieza de la casa, ligera pero regular (no la limpieza del cambio de estación).
- Caminar.
- Meditar.
- Practicar técnicas corporales todos los días (bioenergética, yoga).
- Hacerse un pequeño regalo, un pequeño pensamiento para uno mismo.
- Aprender algo nuevo, inscribirse en cursos durante el tiempo libre.
- Bailar.
- Ir al *spa.*
- Recibir un masaje.
- Pasar tiempo en la naturaleza (mar, montaña, lago... no importa).
- Tomar fotografías.
- Cuidar el propio cuerpo.
- Realizar cursos de crecimiento personal.
- Visitar una exposición o un museo.
- Asistir a conferencias y seminarios.
- Pasar tiempo con amigos queridos.
- Estar con la pareja.
- Hacer el amor.
- Ir al teatro o al cine.
- Asistir a clubes y discotecas cuando nos apetezca y organizarnos para poder marcharnos cuando deseemos.
- Hojear o leer revistas divertidas.
- Jugar: cartas, ajedrez, juegos de mesa.

- Comprar en el mercado local, alimentarse de sonidos y aromas en una dimensión más natural que los grandes supermercados.
- Cantar a voz en grito…

La importancia de la creatividad

> *La creatividad es una manera de ser y de sentir profundamente vinculada a la sensibilidad y a la capacidad de amar.*
>
> Carla Sale Musio

Varios estudios confirman que la creatividad es un aspecto estrechamente relacionado con la alta sensibilidad. El procesamiento multinivel, la velocidad de las ideas, el pensamiento divergente y la activación constante del hemisferio derecho hacen que la creatividad sea del todo necesaria para la salud de las PAS.

Por creatividad me refiero a cualquier forma de creación, cualquier proceso que genere algo articulado, complejo, algo que no existía antes.

Dibujar, pintar, hacer cualquier tipo de bricolaje, esculpir, trabajar con madera, barro o cualquier otro material, escribir, tocar un instrumento, actuar, cantar, bailar, cocinar, tomar fotografías, realizar joyas, coser, bordar, tejer, amueblar, tener un huerto o cuidar de las plantas… La creatividad es un río que puede fluir en una dirección o en diferentes direcciones. Y también puede tomar direcciones diferentes en distintas etapas de la vida.

Personalmente, tardé mucho tiempo en darme cuenta de que necesito diferentes canales expresivos.

En la guardería, a menudo me daban el papel más desafiante en las actuaciones de fin de año, en las que actuaba y cantaba. También recuerdo un momento en el que interpreté a varios personajes de la misma obra de teatro. Esto, naturalmente, me causó ansiedad y dolor de estómago, pero también recuerdo la sensación maravillosa y la felicidad pura cuando subí al escenario. Durante años presté mi voz a varios grupos musicales, a veces como corista, y en secundaria, como solista. Pero era la primera en no creer en mí, a pesar de los buenos resultados.

Más o menos a la edad de 8 años comencé a escribir poemas e historias que guardé en una caja durante décadas y que sólo a los 37 años se convirtieron en un verdadero libro. Luego, durante algún tiempo, esta vena creativa se mantuvo en silencio, mientras que algo dentro de mí buscaba una manera diferente de expresarse.

Durante muchos años compré y guardé en casa lienzos en blanco para pintar, pero no tenía el valor de usarlos, aunque sentía una gran necesidad de hacerlo. Sentía que los iba a desperdiciar, me juzgaba demasiado. Hasta que un día, un amigo mío pintor me dijo: «En esto no hay bien o mal, no tengas miedo, coge los colores y lánzate». Como PAS, mi tendencia hacia el perfeccionismo me había impedido que me liberase hasta entonces pero, una vez que comencé, creé algunas cosas interesantes, ciertamente no como las de Picasso, pero que resultaron importantes para mí y, sobre todo, descubrí que cuanto más pintaba con poca luz o sin saber cuál era el resultado que deseaba, más inesperado era lo que surgía: la mente racional quedaba un poco relegada, por lo que la creatividad se podía expresar en plenitud.

Para una persona que no es altamente sensible, todo esto puede parecer dispersivo, inútil; podría juzgarlo como un comportamiento de tipo inconstante o indeciso.

Pero para las PAS no es así: debemos buscar una salida creativa para la ebullición de nuestras ideas. De este modo, podemos otorgarnos un espacio en el que no somos tan competentes como solemos ser, sino en el que tan sólo tenemos la libertad de expresarnos. Sin resultado. Sin juicio. Sólo por puro placer.

En mi opinión, las actividades de voluntariado creativas y divertidas también se incluyen aquí: expresar creatividad para hacer el bien a los demás. ¿Qué podría ser más maravilloso para la PAS?

Así, la creatividad se convierte en un motor que genera energía útil también para todas las actividades, experimentando un sentido de eficacia y alegría.

Espiritualidad

El hombre tiene absoluta necesidad
de dar sentido a su vida
e identificar su lugar en el universo.

CARL GUSTAV JUNG

El ser humano es una criatura espiritual.
Y existe una conexión entre la espiritualidad y la salud.

ALEXANDER LOWEN

Todos los grandes maestros que formaron mi conocimiento, y no sólo estos dos grandes autores, demostraron que estaban muy abiertos a la espiritualidad. Y no creo que sea una coincidencia.

Según Jung, todos estamos conectados a través de una matriz, un inconsciente colectivo que nos llama a redescubrir esta conexión profunda.

Para Lowen, la pérdida del significado de la vida y de conexión con la naturaleza, los animales y las personas provoca una serie de modernos y graves trastornos.

El diccionario Treccani define la espiritualidad como «una sensibilidad particular y una profunda adhesión a los valores espirituales» y «el conjunto de elementos que caracteriza las maneras de vivir y experimentar realidades espirituales, tanto con respecto a las formas de vida religiosa como con referencia a los movimientos filosóficos, literarios, etc.

El ser humano anhela algo más allá de sí mismo y tiende a buscar el significado de la existencia. Los seres humanos necesitan tener fe. Como dice la definición, no importa tanto si se trata de una fe religiosa como de una confianza en un sentido de unidad y de conexión entre los seres humanos o una sensación de que hay algo más allá de la vida.

Los hipersensibles sentimos esta necesidad vívidamente. Y cada uno de nosotros la vive a su manera.

Crecí en una cultura católica que ha creado una red de relaciones y valores que me han formado en profundidad. Pero no fue suficiente. Luego estudié otras culturas, viajé, experimenté diferentes tipos de investigación espiritual.

Hoy siento que mi ser espiritual es una parte fundamental de mi sensibilidad. Ese significado profundo de la vida, incluso cuando se vuelve difícil, la profunda conexión entre las personas, la plenitud del corazón tras un acto de generosidad gratuita, la conciencia de que siempre nos suceden cosas para enseñarnos algo y hacernos crecer como seres humanos son los valores espirituales que me guían incluso cuando el camino a veces se vuelve incierto.

Toda acción puede ser espiritual: rezar, meditar, cantar, pero también cocinar, cuidar de las plantas e incluso trabajar, como decían los monjes de clausura en la Edad Media *(ora et labora)*.

La invitación es encontrar tu o tus formas de espiritualidad y practicarlas como parte del cuidado que te das a ti mismo para vivir plenamente tu alta sensibilidad.

¿Es realmente útil una terapia para la hipersensibilidad?

Queridísima doctora:
Le escribo para agradecerle todo lo que ha hecho por mí. El camino que tomamos juntas ha sido muy importante, porque realmente ha significado un cambio en mi vida. Me aproximé a la terapia porque la ansiedad se había apoderado de mí, y eso me hacía sentir impotente, víctima de la vida y de los acontecimientos, lo que vi como una carga diaria, enorme e insoportable. Cuando comencé este viaje, nunca imaginé que podría descubrir tantas cosas sobre mí mismo. Este viaje me ha ayudado a reencontrarme a mí misma, o tal vez a resituarme, dándole un recipiente a mi hipersensibilidad, haciéndome comprender y sentir profundamente que soy única y especial. He podido reconocer y aceptar mis debilidades y, al mismo tiempo, las cualidades en las que no creía. Eso me ha dado fuerza, coraje y, sobre todo, confianza en mí misma. Creo que éste es el secreto de la «felicidad». Ahora ya no tengo miedo. ¡Ahora estoy viva! Estoy muy feliz de haberla conocido y de haber compartido este maravilloso viaje juntas.
Gracias de todo corazón.
Hasta pronto,
S.

Ésta es sólo una de las numerosas manifestaciones de afecto y gratitud que he recibido a lo largo de los años, y la comparto aquí con humildad y gratitud, porque frente a estas cosas me doy cuenta de que estoy haciendo el trabajo más hermoso del mundo.

¿Pero es la psicoterapia realmente necesaria para las personas altamente sensibles? Es una pregunta que tiene mucho sentido.

La palabra «psicoterapia» en su sentido más común se refiere erróneamente a la idea de que en la persona hay algo incorrecto que debe corregirse, algo roto que se debe arreglar o algo diferente que hay que reconducir de nuevo hacia la norma.

Pero la psicoterapia no es eso. Y la alta sensibilidad no es una enfermedad o una etiqueta de diagnóstico.

Psicoterapia significa cuidar el alma.

¿Y cómo puede sufrir el alma? Por desgracia, de muchas maneras. Cuando traicionamos nuestra naturaleza o no la reconocemos, si intentamos cambiarla, o si alguien o algo trata de manipular nuestra auténtica manera de ser, la inquietud llama a la puerta. Y puede tomar varias formas: una simple insatisfacción, una molestia, la sensación de que algo resulta disonante en nuestro interior; o manifestaciones más importantes, como somatizaciones, incluso trastornos psicológicos reales, como ataques de ansiedad o de pánico y trastornos del estado de ánimo.

En mi manera de trabajar, la psicoterapia es un viaje para convertirse en lo que uno realmente es, un recorrido hacia el autodescubrimiento.

Podemos llamarlo crecimiento personal, evolución o cambio: no importa. En cuanto a la PAS, un recorrido psicológico puede ser muy útil para:

- Trabajar sobre las heridas del no reconocimiento y del aislamiento.
- Fortalecer la autoestima.
- Aprender a reconocer los pensamientos perturbadores y las creencias debilitantes.
- Aprender a contener las emociones.
- Gestionar las sensaciones.
- Ejercitarse en las fases de escucha para evitar la zona de riesgo.

- Aprender la resiliencia para salir de la zona de colapso.
- Construir la propia zona de bienestar.

Todas estas habilidades no se pueden improvisar, pero se pueden adquirir. Le he dado un nombre al recorrido que tomo con las personas sensibles: Fiorire è il fine©,[16] porque la sensibilidad es una flor que puede abrirse, autorrealizarse y experimentar en plenitud la propia naturaleza delicada y exuberante.

Florecer significa convertirse plenamente en aquello que se es. Con los hipersensibles que vienen a mí, a veces hago cursos de psicoterapia o asesoramiento o, más estrictamente, entrenamiento o adiestramiento sobre aspectos específicos de la hipersensibilidad: no es posible hacer un discurso generalista, es esencial realizar una evaluación exhaustiva de cada uno para identificar de qué manera la alta sensibilidad afecta a la calidad de vida de esa persona.

Obviamente, el consejo es recurrir a psicoterapeutas profesionales, preparados para la hipersensibilidad, y no a quienes explotan este tema, que ahora se ha «puesto de moda».

Y si es cierto que un buen terapeuta es capaz de ayudar a una persona porque sabe cómo guiarla por los caminos a los que él mismo ya se ha enfrentado.

La misma Aron explica la diferencia que existe entre un terapeuta hipersensible y un terapeuta no hipersensible para ayudar a los HSP, y muchos de vosotros podéis haberlo experimentado en vuestra propia piel, haciendo recorridos psicológicos largos, bien hechos, pero sin el respeto correcto hacia este rasgo de la personalidad que nos distingue y, por lo tanto, al final, poco eficaz.

El trabajo con las PAS, a mi entender, consiste en acompañar a las personas altamente sensibles para que regresen a casa y se establezcan en su verdadera naturaleza, aprendan una correcta higiene cotidiana

16. «Florecer es el propósito». *(N. del T.)*

de la hipersensibilidad para evitar los aspectos más insidiosos y vivan todos los aspectos positivos y peculiares.

Errores de evaluación

Durante los años en los que no se conocía la alta sensibilidad y aún hoy en día, si nos dirigimos a aquellos que no conocen este aspecto, podemos correr el riesgo de ser etiquetados disfuncionalmente y caer en una de las categorías patológicas que a lo largo del tiempo se han confundido con la hipersensibilidad.

Recordemos que la escala de autoevaluación de la doctora Aron es una herramienta validada y eficaz, pero debe ir acompañada, sin llegar a las investigaciones de la neuroimagen, de una evaluación psicológica y conductual especializada realizada por un especialista en el tema. Éstos son algunos de los cuadros de diagnóstico que a menudo se confunden con la alta sensibilidad:

- El autismo en los niños.
- Los trastornos por déficit de atención.
- Los trastornos del estado de ánimo.
- La ciclotimia.
- Los trastornos de ansiedad generalizada.
- Los ataques de pánico.
- La agorafobia.
- La fobia social.
- El trastorno obsesivo-compulsivo.
- El trastorno de estrés postraumático.
- Los trastornos somatomorfos.
- Los trastornos de la personalidad.

Por desgracia, las investigaciones confirman que, si una persona altamente sensible ha tenido una infancia difícil, es más vulnerable a algunos de estos trastornos. Pero no es un vínculo causal inevitable, ya que depende tanto del entorno en el que vive una PAS adulta como de su capacidad de recuperación, que es la habilidad para adquirir estrategias avanzadas y reparar las heridas.

Es asimismo cierto que casi todas las HSP han tenido, o tienen, más o menos experiencias, tarde o temprano, de cualquiera de estos trastornos, en particular en las fases de la vida en las que no son conscientes de su característica y se ven obligadas a adaptarse: es probable que los síntomas sean signos de estrés del organismo cuando alcanza el punto de ruptura y se cae en zona de colapso.

Finalmente, es bueno recordar que también es posible que se dé el caso en el que una alta sensibilidad se asocie a otros trastornos psicológicos específicos, con independencia de esta característica, y entonces se determina un cuadro más complejo y multifacético. Sin embargo, es posible encontrar ayuda y apoyo también en esta ocasión, después de una evaluación correcta del cuadro psicológico global.

El papel positivo de las PAS en la sociedad

Una de las hipótesis más interesantes en juego es que el rasgo de alta sensibilidad, presente, como hemos visto, en una minoría de la población, sea precisamente por su excepcionalidad, portadora de algunos recursos que a nivel social podrían tener un gran impacto.

Según mi experiencia, la alta sensibilidad tiene un papel evolutivo personal, relacional y social.

En la antigüedad, según algunas hipótesis, esta característica era peculiar en algunas figuras destacadas del panorama histórico, que, sin embargo, no tenían un papel de liderazgo activo: eminencias grises, consejeros, directores detrás de la escena de las elecciones y de las decisiones de los líderes más importantes.

Debemos partir del supuesto de que la alta sensibilidad puede hacer que entren en crisis quienes no la tienen, porque pone en contacto diferentes códigos cognitivos, emocionales y relacionales, desconocidos y, para algunos, confusos. Y luego, la manera más fácil para la mayoría es minimizar la sensibilidad y devaluarla como irracionalidad o fragilidad.

Por lo tanto, es necesario abandonar de manera definitiva la idea distorsionada de que la sensibilidad es una debilidad, y comprender de una vez por todas que es el ingrediente básico de una forma diferente de poder, no basada en el ejercicio de la fuerza, en la manipulación o en la violencia.

A nivel personal, la hipersensibilidad empuja una y otra vez al individuo a enfrentarse a desafíos, a consolidar límites, a gestionar la identidad, a aprender la capacidad de recuperación, la resiliencia, y, por lo tanto, favorece el crecimiento personal y la ampliación del ser.

A nivel relacional, la hipersensibilidad es la prueba de fuego de la calidad de las relaciones y es una herramienta básica para su construcción, su nutrición y su gestión.

A un nivel más amplio, por último, las características de la hipersensibilidad sientan las bases para una sociedad más humana y empática donde los objetivos se logran de una manera no violenta.

El pensamiento divergente de las PAS las hace adecuadas para tareas de resolución de problemas en situaciones complejas y delicadas, donde es necesario proceder de un modo estratégico, teniendo en cuenta muchos aspectos al mismo tiempo y considerando muchos niveles de concatenación lógica. Esto hace que las HSP sean grandes líderes en entornos donde el poder ocupa el mismo espacio que la ética y en contextos donde el equipo y el clima organizacional son los elementos clave.

Portadoras de valores como la reflexión, la introspección, el intercambio y la afinidad de intenciones, son expertas en liderazgo empático basado en el respeto y la apreciación de cada uno.

Muy atentas al bienestar individual, las HSP crean ambientes cómodos, tanto en lugares domésticos pequeños como en organizaciones grandes, no sólo para ellas mismas, sino que también a menudo anticipan las necesidades de los demás y crean espacios para que se sientan seguros, libres y creativos. La reflexión y la cuidadosa consideración de las consecuencias de las acciones y de su impacto emocional hacen de las PAS sabias consejeras en diferentes contextos, capaces de neutralizar los riesgos excesivos y las decisiones impulsivas.

La atención extrema al clima emocional hace que la PAS sea capaz de construir relaciones interpersonales auténticas, cálidas, que refuerzan y estimulan.

Como ya hemos dicho, la propensión a cuestionarse uno mismo y la introspección las identifica como agentes de cambio para sí mismas y para las redes relacionales de las que forman parte: la capacidad de convivir con lo experimentado, incluso si ha sido difícil, y estar bajo estrés a menudo, incluso frente a cosas pequeñas, estimula la resiliencia, es decir, la capacidad de salir fortalecido de cualquier desafío y de mejorar a través de situaciones críticas.

El fuerte impulso ético y el extremo sentido de la justicia hacen que los hipersensibles sean aceleradores de los procesos y que se dirijan hacia una sociedad más humana y respetuosa.

El cerebro siempre en ebullición de los hipersensibles los convierte en un caldo de cultivo para las ideas creativas, convirtiéndolos en artistas, escritores, poetas, músicos extraordinariamente dotados, y aportando a cualquier profesión una parte significativa de la innovación y de la creatividad.

Por último, pero no menos importante, la búsqueda constante de un significado profundo en las cosas hace que los hipersensibles se inclinen en gran medida hacia la espiritualidad y la trascendencia, y los convierte en hábiles buscadores espirituales de todo lo que va más allá de la vida y la materia.

El proyecto Ipersensibili, HSP Milano©

Conocimiento e información: la página web

- *www.ipersensibili.com*

El proyecto Ipersensibili hizo su aparición en la web en el año 2012, aunque mi trabajo en él comenzó varios años antes, en 2006, con el estudio de los textos de Jung, los libros de Aron y la bibliografía científica sobre el tema, así como con la práctica clínica con las personas que conocía cada vez más a menudo en mi actividad como psicoterapeuta y que tenían las características de la alta sensibilidad.

Hoy en día, la página web ha crecido y se ha expandido, y contiene artículos, testimonios, investigaciones y noticias con el objetivo de proporcionar información científica pero simple sobre la hipersensibilidad como un rasgo específico de la personalidad, que debe conocerse, valorarse y gestionarse mejor.

La página también contiene todos los datos necesarios para contactar conmigo, la dirección de mis consultas y la descripción de las actividades.

Punto de referencia y lugar donde se comparte: la página de Facebook

- *Ipersensibili, HSP Milano©*

Mi modestia natural y mi privacidad como PAS me llevaron a ser reticente ante la idea de crear una página de Facebook, pero al final reconocí la necesidad de hacerlo. El objetivo principal es llegar a la mayor cantidad de personas posible, difundir información científica y correcta sobre qué es la alta sensibilidad y sobre el hecho de que ser altamente sensible no es un problema ni una disfunción. Reducir la sensación de aislamiento y extrañeza que muchos de nosotros, los hipersensibles, hemos experimentado o experimentamos a diario es el segundo objetivo.

Los valores que guían a la página de Facebook Ipersensibili, HSP Milano© no son el marketing o el número de *likes*. La intención es crear un punto de encuentro, un lugar virtual para PAS en el que se puedan encontrar referencias científicas, artículos de interés sobre la alta sensibilidad, relacionados directa o indirectamente, leer las experiencias de otras PAS y, a veces, incluso las mías, que comparto con el deseo de ser útil, así como con mi profesionalidad y también a través del camino que ya he recorrido yo misma como HSP.

Crecimiento personal

- *Valoración profesional de la hipersensibilidad (Valutazione Professionale dell'Ipersensibilità©, también* on-line)

El primer paso para ser feliz con la propia sensibilidad en el mundo de hoy en día es reconocerla a fondo, no sólo a través del *self-test*. Por lo tanto, se contemplan una evaluación con pruebas completas y personalizadas y una evaluación multidisciplinar, personal, relacional y psicosomática con respecto a cómo la hipersensibilidad impacta en la calidad de vida del individuo. El objetivo es doble; por un lado, reconocer la presencia del rasgo de hipersensibilidad, las fortalezas y los puntos críticos y, por otro lado, establecer un posible soporte y una ruta de capacitación para trabajar los problemas críticos que han surgido.

- *Sesiones intensivas individuales para PAS (Sessioni intensive individuali per PAS©)*

Pensadas para aquellos que desean tener una experiencia más directa o prefieren tener un mayor tiempo de procesamiento entre las sesiones. Para aquellos que sienten la necesidad urgente de mejorar la calidad de su vida hipersensible, un trabajo intenso, pero siempre delicado y sensible, de tipo psicológico, emocional, cognitivo, verbal, corporal, creativo y meditativo en todos los complejos matices de las HSP.

- *Curso individual «Fiorire è il Fine»© (también* on-line)

«Fiorire è il Fine»© es el nombre que quería darle al recorrido individual que realizo con las personas altamente sensibles.

Una margarita es diferente de un ranúnculo, y ninguna flor es mejor o peor que otra. Y cada margarita es distinta de cualquier otra margarita. Cada flor se autorrealiza plenamente.

Me parece que esto explica bien el trabajo de apoyo individual para los hipersensibles: autorrealizarnos plenamente con nuestra sensibilidad, aprendiendo a valorarla y a protegerla y, al mismo tiempo, aprendiendo las maneras de gestionar sus aspectos críticos y contenerlos.

Pensé en un recorrido, hecho a medida, de apoyo psicológico, que puede funcionar a diferentes niveles: conductual o también emocional, más cognitivo o más profundamente centrado en la identidad, llegando a tocar aspectos de la psicoterapia cuando es necesario aliviar algunas heridas subyacentes que afectan a la calidad de vida de una PAS.

Todo esto se realiza después de una evaluación cuidadosa de cómo, cuánto y en qué áreas la hipersensibilidad afecta a la vida de una persona.

El recorrido individual para la hipersensibilidad «Fiorire è il Fine»© se propone, cara a cara, en mis consultas, en Milán o en Busto Arsizio, y en la nueva forma *on-line* rediseñada específicamente para los tiempos modernos y para responder a las solicitudes cada vez más numerosas de las personas hipersensibles distribuidas por toda Italia.

Grupos experienciales

Elegí, conociendo y protegiendo mi hipersensibilidad, compartir mis habilidades, pero también respetando mis tiempos. Hoy, a medida que recibo cada vez más solicitudes y siento una creciente necesidad en ese ámbito, comienzo a expandir mi área de intervención, de Lombardía a toda Italia, pero sin alterarme y con calma.

- *Curso de Desarrollo y de Crecimiento para HSP (Corso di Sviluppo e Crescita per HSP©)*

Es un grupo para PAS diseñado sobre todo basándome en las técnicas ilustradas en este libro. Además de ofrecer un espacio de comparación entre los participantes, su objetivo es ayudarlos a reconocer los patrones limitadores, el círculo vicioso del malestar y a aprender a utilizar las herramientas para activar estrategias de bienestar de acuerdo con el Modelo de Desarrollo y de Crecimiento para HSP *(Modello di Sviluppo e Crescita per HSP©)* propuesto en este libro.

- *Técnicas de descompresión para hipersensibles (Tecniche di decompressione per Ipersensibili©)*

Curso breve práctico-experiencial, que ofrece ante todo un espacio para la comparación y el intercambio entre PAS. Es un campo de práctica en técnicas psicofísicas y psicosomáticas, así como en las técnicas de *mindfulness* que he ilustrado en este libro y que ofrece la posibilidad de practicar juntos en un espacio protegido bajo mi guía y mi administración. Es un curso que se puede hacer sólo una vez para adquirir una pequeña «maleta de herramientas hipersensibles», pero algunas PAS deciden repetirlo cada cierto tiempo para volver a calibrar las herramientas y perfeccionar las técnicas.

Agradecimientos

*Se mira hacia atrás apreciando a los profesores brillantes,
pero la gratitud recae en aquellos que han tocado
nuestra sensibilidad humana.*

CARL GUSTAV JUNG

Durante la redacción de este libro, que duró meses, perdí algo que entonces era muy importante para mí y, al mismo tiempo, me enriquecí con algo que ahora me resulta esencial. Y a pesar de lo muy doloroso que es, estoy agradecida. Recordé que ser HSP no es tener una alta sensibilidad, sino ser altamente sensible en todos los aspectos de la vida y que, si de verdad deseas la felicidad y la paz, no puedes vivir con esta característica esforzándote por tolerarla o por «incrustarla» en tu vida diaria, en tu trabajo y en tus relaciones, sino que tienes que construir tu vida en torno a ese rasgo, convirtiéndolo en el centro de tu equilibrio.

Agradezco la fuerza que me ha dado la alta sensibilidad. Y estoy agradecida conmigo misma.

Este libro es el fruto de muchos años de estudio y de trabajo, de práctica, de actividad clínica y de vida real, de lágrimas, de dolor, de alegrías, de amor, de heridas y de renacimientos, y dar las gracias a todas las personas que de alguna manera han contribuido se convierte en algo imposible.

En primer lugar, gracias al editor y a Laura, quienes primero creyeron en este proyecto; gracias a Miryam, quien se encargó de la edición, y a Enrico por las imágenes.

Doy las gracias a todos aquellos que conocí en el camino y que tienen la misma sensibilidad que yo, en los que pude reconocerme y con los que me sentí como en casa.

También les doy las gracias a todos aquellos que no fueron sensibles conmigo y que, al hacerme daño, me enseñaron que tenía que trabajar con más ahínco en mis límites, y que me permitieron experimentar y crecer.

Doy las gracias a todas las personas que, durante mi viaje, desde la niña que fui hasta hoy, han cultivado siempre la sensibilidad: mi familia, mi tío favorito (también HSP), maestros, terapeutas y personas que tocaron mi vida de manera tangencial, pero que dejaron en ella una huella importante.

Doy las gracias al primer libro de Aron, que llegó por correo desde Estados Unidos, cuando la compra *online* no era algo tan fácil y habitual.

Doy las gracias a aquellos que leyeron el primer borrador de este trabajo con amor y paciencia y me hicieron comentarios importantes: ¡sí, vosotros!

Doy las gracias a todas aquellas personas que acudieron a mí para trabajar en psicoterapia o entrenamiento, por brindarme información importante, confirmaciones, reflexiones y permitirme con generosidad usar todo eso en este libro.

Gracias: porque cuando veo a personas altamente sensibles más serenas y equilibradas me siento feliz y siento que el compromiso de ser hipersensible y de hacer este trabajo vale la pena y tiene un significado profundo.

Bibliografía

ACEVEDO, B.; ARON, E.; ARON, A.; SANGSTER, M.; COLLINS, N. y BROWN, L.: «The highly sensitive brain: an fMRI study of sensory processing sensitivity and response to others' emotions», *Brain Behaviour,* julio de 2014.

AMADEI, G.: *Mindfulness,* Il Mulino, Bolonia.

ARON, A.; KETAY, S.; HEDDEN, T.; ARON, E.; ROSE, MARKUS, H. y GABRIELI, J. D.: «Temperament trait of sensory processing sensitivity moderates cultural differences in neural response», *Social Cognitive and Affective Neuroscience,* junio de 2010.

ARON, A.; NORMAN, C. C.; ARON, E.; MCKENNA, C. y HEYMAN, R.: «Couples' shared participation in novel and arousing activities and experienced relationship quality», *Journal of Personality and Social Psychology,* febrero de 2000.

ARON, E.: *Psychotherapy and the Highly Sensitive Person: Improving Outcomes for That,* Taylor & Francis Ltd.

—: *The Highly Sensitive Person: How to Surivive and Thrive When the World Overwhe,* HarperCollins Publishers.

—: *Highly Sensitive Child,* Broadway Books, Nueva York.

—: *Highly Sensitive Person in Love,* Broadway Books, Nueva York.

—: *The Highly Sensitive Person's Workbook: A Comprehensive Collection of Pre-tested Exercises Developed to Enhance the Lives of HSP's,* Broadway Books, Nueva York.

—: «Revisiting Jung's concept of innate sensitiveness», *Journal of Personality and Social Psychology,* junio de 2004.

ARON, E.; ARON, A. y DAVIES, K.: «Adult shyness: the interaction of temperamental sensitivity and an adverse childhood environment», *Journal of Personality and Social Psychology Bull,* febrero de 2005.

ARON, E. y ARON, A.: «Jagiellowicz J., Sensory processing sensitivity: a review in the light of the evolution of biological responsivity», *Journal of Personality and Social Psychology,* agosto de 2012.

—: «Sensory-processing sensitivity and its relation to introversion and emotionality», *Journal of Personality and Social Psychology,* agosto de 1997.

BANDURA, A.: *Autoefficacia,* Edizioni Centro Studi Erickson, Trento.

BERCKHAN, B.: *Piccolo manuale per non farsi mettere i piedi in testa,* Feltrinelli, Milán.

BLASZCZAK, A.: «Too Much Emotional Intelligence Is a Bad Thing», *Scientific American Mind Behavior& Society,* marzo de 2017.

BYRON, K. y MITCHELL, S.: *Amare ciò che è,* Edizioni Il Punto d'Incontro, Vicenza.

CASTANYER, O.: *L'assertività,* Cittadella Editrice, Asís.

CHEN, C.; XIU, D.; MOYZIS, R.; XIA, M.; HE, Y.; XUE, G.; LI, J.; HE, Q.; LEI, X.; WANG, Y.; LIU, B.; CHEN, W.; ZHU, B. y DONG, Q.: «Regional Homogeneity of Resting-State Brain Activity Suppresses the Effect of Dopamine-Related Genes on Sensory Processing Sensitivity», *PLOS ONE,* agosto de 2015.

EISENKRAFT, N. y ELFENBEIN, H. A.: «The way you make me feel: Evidence for individual differences in affective presence», *Psychological Science,* 21.

EKMAN, P. y FRIESEN, W.: *Giù la maschera. Come riconoscere le emozioni dall'espressione del viso,* Giunti, Florencia.

GOLDSTEIN, E.: *The Now Effect,* Atria Books, Nueva York.

GOLDSTEIN, P.; WEISSMAN-FOGEL, I. y SHAMAY-TSOORY, S. G.: «The role of touch in regulating inter-partner physiological coupling during empathy for pain», *Scientific Reports,* 2017.

GOLEMAN, D.: *Intelligenza emotiva,* BUR, Milán.

—: *Leadership emotiva,* BUR, Milán.

Jagiellowicz, J.; Xu, X.; Aron, A.; Aron, E.; Cao, G.; Feng, T. y Weng, X.: «The trait of sensory processing sensitivity and neural responses to changes in visual scenes», *Social Cognitive and Affective Neuroscience,* enero de 2011.

Jung, C. G.: *Tipi psicologici,* Bollati Boringhieri, Turín.

—: *L'io e l'inconscio,* Bollati Boringhieri, Turín.

Kabat-Zinn, J.: *Vivere momento per momento,* TEA, Milán.

Kagan, J.: *Galen's prophecy: temperament in human nature,* Basic Books, Nueva York.

Lowen, A.: *Bioenergetica,* Feltrinelli, Milán.

—: *Il linguaggio del corpo,* Feltrinelli, Milán.

Lowen, A. y Lowen, L.: *Espansione e integrazione del corpo in bioenergetica,* Astrolabio, Roma.

Luhmann, H.: entrevista en la web de *L'Internazionale,* 23/11/2016.

Meredith, P. J.; Bailey, K.; Strong, J. y Rappel, G.: «Adult Attachment, Sensory Processing, and Distress in Healthy Adults», *American Journal of Occupational Therapy,* enero de 2016.

Meredith, P. J.; Rappel, G.; Strong, J. y Bailey, K.: «Sensory Sensitivity and Strategies for Coping With Pain», *American Journal of Occupational Therapy,* Julio de 2015.

Miller, A.: *Il dramma del bambino dotato,* Bollati Boringhieri, Turín.

Miller, E. K. y Cohen, J. D.: «An integrative theory of prefrontal cortex function», *Annual Review of Neuroscience,* 2001.

Mitchell, J. P. ; Banaji ,M. R. y Macrae, C. N.: *The Link between Social Cognition and Self-referential Thought in the Medial Prefrontal Cortex,* Harvard University Ed., Cambridge, Massachusetts.

Padesky, C. y Greenberger, D.: *Penso, dunque mi sento meglio,* Edizioni Centro Studi Erickson, Trento.

Petitcollin, C.: *Il potere nascosto degli ipersensibili,* Sperling &Kupfler, Milán.

Pink, D. H.: *Drive. La sorprendente verità su ciò che ci motiva nel lavoro e nella vita,* Rizzoli, Milán.

Plutchik, R.: *Psicologia e biologia delle emozioni,* Bollati Boringhieri, Turín.

Rizzo-Sierra, C. y Leon-Sarmiento, F.: «Higher sensory processing sensitivity, introversion and ectomorphism: New biomarkers for human creativity in developing rural áreas», *Journal of Neurosciences in Rural Practice,* mayo de 2012.

Rizzolatti, G. y Sinigaglia, C.: *So quel che fai. Il cervello che agisce e i neuroni specchio,* Cortina.

Rizzolatti, G. y Vozza, L.: *Nella mente degli altri,* Zanichelli, Bolonia.

Rütgena, M.; Seidela, E.; Silanib, G.; Riecanskýa, I.; Hummere, A.; Windischbergere, C.; Petrovicg, P. y Lamma, C.: «Placebo analgesia and its opioidergic regulation suggest that empathy for pain is grounded in self pain», *PNAS,* 112.

Sale Musio, C.: *La personalità creativa,* Youcantprint.

Salzberg, S.: *L'arte rivoluzionaria della gioia,* Astrolabio, Roma.

Sand, I.: *Troppo sensibili,* Edizioni Centro Studi Erickson, Trento.

Satir, V.: *Making Contact,* Mind Edizioni.

Schellenbaum, P.: *La ferita dei non amati,* Red!, Milán.

—: *Il no in amore,* Red!, Milán.

Schmückle, M.; Lindert, J. y Schmolz, G.: «Psychological Wellbeing of Highly-sensitive Persons in Transition to Parenthood», *Gesundheitswesen,* Julio de 2015.

Sellin, R.: *Le persone sensibili hanno una marcia in più,* Feltrinelli, Milán.

—: *Le persone sensibili sanno dire no,* Feltrinelli, Milán.

Telfener, U.: *Ho sposato un narciso,* LIT Libri in Tasca Editore, Milán.

Uri, W.: *Il no positivo,* TEA, Milán.

Vygotskij, L.: *Il Processo cognitivo,* Bollati Boringhieri, Turín.

Xu, X.; Brown, L.; Aron, A.; Cao, G.; Feng, T.; Acevedo, B. y Weng, X.: «Regional brain activity during early-stage intense romantic love predicted relationship outcomes after 40 months: an fMRI assessment», *Neurosciences Letters,* septiembre de 2012.

Índice